Nowak

Tinnitus
loslassen

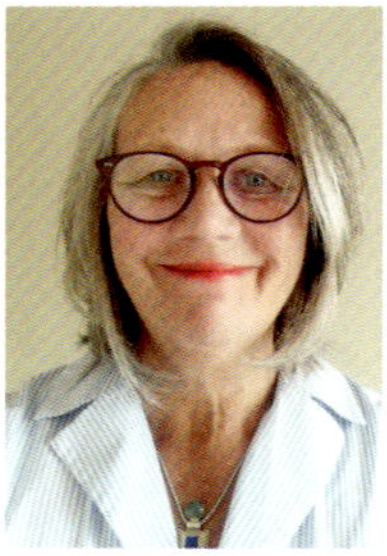

Annette Nowak lebt in München und arbeitet seit mehr als 20 Jahren in ihrer Beratungspraxis, die spezialisiert auf Tinnitus ist. Sie ist Diplom-Sozialpädagogin, Integrative Gestalttherapeutin, Systemische Paartherapeutin und hat sich 1997 in Tinnitus-Retraining-Therapie ausbilden lassen. Sie war eine der Ersten in Bayern mit einem ambulanten, breitgefächerten Angebot, spezialisiert auf die Bewältigung von Tinnitus. Tinnitus kennt sie aus eigenem leidvollen Erleben. Ihre Ohrgeräusche sind heute jedoch für ihr Lebensgefühl völlig bedeutungslos geworden. Mehr unter www.annette-nowak.de

Annette Nowak

Tinnitus loslassen

Neueste Erkenntnisse aus der Gehirnforschung umsetzen. Praktische Übungen: zur inneren Ruhe finden

TRIAS

Geleitwort

Dies ist ein großartiges Buch! Und es hebt sich ab von allen vorliegenden Ratgebern. Aus der Geschichte ihres eigenen Tinnitus heraus hat sich Annette Nowak privat und dann beruflich in die Komplexität des Themas eingearbeitet. Dadurch entsteht eine besondere Symbiose von patientennahem Erleben, ganz aktuellen wissenschaftlichen Erkenntnissen und evaluierten Therapien, die sie hier spannend lesbar darstellt. Frau Nowak begibt sich dabei nicht auf das Glatteis wissenschaftlicher oder psychologischer Gedankenmodelle und Hypothesen, sondern in die Tiefe unserer Persönlichkeitsentwicklung mit den gelernten Bewältigungsstrategien, die uns im (Tinnitus-)Krisenfall helfen – oder eben »im Regen« stehen lassen können, dem Tinnitus »ausgeliefert«.

Auf ihre einfühlsame Art stellt sie treffend dar, was im Kopf des von Tinnitus Betroffenen passiert und warum Tinnitus nicht einfach verdrängt werden kann: Denn fast immer bringt er einen »Rucksack« voller aktueller und alter Erfahrungen mit, von denen er sich nun lösen kann. Darin liegt eine große Chance!

Eingebettet in die wahren Geschichten ihrer Klientinnen und Klienten werden die Lösungsmöglichkeiten nachvollziehbar dargestellt und motivieren unmittelbar dazu, aus dem Tinnitus-Problem heraus aktiv eine Zukunft voll neuer Lebenslust zu gestalten!

Dies macht das Buch so wertvoll. Seien Sie neugierig!

Dr. med. Eberhard Biesinger
Facharzt für HNO-Heilkunde, Buchautor, Präsident der European Federation of Tinnitus-Associations

Liebe Leserin, lieber Leser,

Tinnitus: Das hört sich erst einmal schlimm an. Ist es auch, wenn man sich alleingelassen fühlt und nicht weiß, wie man damit umgehen soll. Ich persönlich habe im Umgang mit meinem Tinnitus anfangs so ziemlich alles falsch gemacht, was man nur falsch machen kann. Die Tinnitus-Forschung steckte noch in den Kinderschuhen, von den neuesten Erkenntnissen der Hirnforschung, die diesem Buch zugrunde liegen, noch keine Spur. Und Literatur über Tinnitus war so selten wie ein Wasserloch in der Wüste. Im ersten Kapitel dieses Buches erfährst du, wie die Geschichte mit meinen Ohren ausging. Nur so viel vorweg: besser, als ich jemals zu träumen gewagt hatte.

Erst wenn wir eine Krise bewältigt haben und an der Herausforderung gewachsen sind, erkennen wir, welche Chance uns das Leben damit geboten hat. Ich habe über meine damaligen leidvollen Erfahrungen meine Berufung gefunden und 1996 in München meine eigene Praxis, spezialisiert auf psychologische Tinnitus-Beratung und -Retraining, eröffnet.

In mehr als 25 Jahren Praxistätigkeit mit Hunderten von Tinnitus-Klient*innen habe ich reichlich Fachwissen und Erfahrungen sammeln dürfen. Es ist mir ein Herzensbedürfnis, mit diesem Buch meine Erkenntnisse mit möglichst vielen Menschen zu teilen. Sei dir indes bewusst: Das Lesen eines Buches ersetzt keine Therapie und auch nicht die medizinische Abklärung in einer HNO-Praxis.

Anfangs war ich selbst überrascht, wie schnell es Betroffenen besser geht, wenn sie beizeiten solide Informationen an die Hand bekommen, die psychologischen Zusammenhänge verstehen und sich mit Impulsen zur Selbstreflexion selbst besser kennenlernen. Je besser wir die Signale unseres Körpers verstehen und je mehr wir uns unseren eigenen Bedürfnissen wohlwollend zuwenden, desto leichter ebbt das Leiden am Tinnitus ab. Versprochen!

Wie ein Damoklesschwert schwebt über sehr vielen Betroffenen die Frage: Was, wenn der Tinnitus bleibt? Der Gedanke beunruhigt und deprimiert. Die Folge: Unser Körper gerät in Stress. Unabhängig vom Stress durch Tinnitus gilt ein stressvoller Lebensstil als Tinnitus-Auslöser Nummer eins. Stehen wir als Erwachsener vor einer unlösbar scheinenden Herausforderung wie dem Tinnitus, wird unser sogenanntes »Inneres Kind« – ein wesentlicher Bestandteil unseres Unterbewusstseins – aktiv. Solltest du vom Inneren Kind noch nichts gehört haben, ist das kein Problem. Du wirst es in meinem Buch kennenlernen und erfahren, was Tinnitus mit unseren bereits in der Kindheit geprägten Mustern zu tun haben kann. Bleib also neugierig, es lohnt sich! Theoretische Grundlagen werden in diesem Buch von mir leicht verständlich und mit konkreten Beispielen anschaulich erklärt.

Mit Kapitel 6 beginnt der praktische Teil des Buches mit vielen Beispielen, Inspirationen und im Alltag leicht durchführbaren Übungen. Hier finden die neuen Erkenntnisse aus der Hirnforschung über Stress und Tinnitus praktische Anwendung.

Betroffene können ihren Tinnitus nach und nach völlig ad acta legen und ein rundum zufriedenes Leben führen! Das ist keine Utopie, sondern real. Denn Körper und Psyche halten alle wundervollen Grundlagen dafür von Natur aus bereit. Du selbst kannst sie aktivieren und entfalten. Dieses Buch steht dir dabei als verlässlicher Ratgeber und Begleiter zur Seite.

Nun wünsche ich dir viel Freude, aufschlussreiche »Aha«-Momente und Inspiration beim Lesen!

Annette Nowak

1 Tinnitus: Der ungebetene Gast

Plötzlich sind sie da, die Ohrgeräusche. Bei vielen klopfen sie nur leise an, um sich kurz darauf wieder zu verabschieden. Bei anderen klingeln sie Sturm oder werden zum ungebetenen, pfeifenden, brummenden oder zischenden Dauergast. Fast alle Betroffenen reagieren zunächst irritiert und versuchen häufig, die Geräuschquelle – die nur sie selbst wahrnehmen – im Außen zu verorten. Tinnitus löst Angst aus und wirft Fragen auf. Bin ich krank? Was muss ich tun? Was, wenn der bleibt?

Du bist nicht allein

Weltweit sind etwa 740 Millionen Menschen von Tinnitus betroffen, berichtet eine 2022 im *Journal of the American Medical Association* veröffentlichte Metastudie [1]. In Deutschland ist es etwa jeder Zehnte und rund 1,5 Millionen Menschen sind von ihrem Tinnitus so beeinträchtigt, dass sie therapeutische Hilfe brauchen. Allerdings stellt der Tinnitus nicht für alle Betroffenen ein gravierendes Problem dar. Ich gehörte, wie vermutlich auch du, liebe Leserin, lieber Leser, zunächst nicht zu dieser Fraktion. Mich haben meine Ohrgeräusche gewaltig genervt. Was ich persönlich alles lernen durfte, bis ich meinen Tinnitus schließlich ad acta legen konnte, erfährst du jetzt.

Mein Tinnitus und ich

Genau an meinem zweiunddreißigsten Geburtstag, mitten in der Examenszeit und mit beginnendem Hörverlust, der mir bis dahin nicht aufgefallen war, hörte ich erstmals meine Ohrgeräusche. Bei mir trafen gleich zwei Hauptursachen für Tinnitus aufeinander: anhaltender Stress und Schwerhörigkeit. Beide rangieren als Auslöser für Ohrgeräusche in den Statistiken ganz weit oben. Vielleicht als Laune der Natur setzen sich die Ohrgeräusche bei Schwerhörigkeit oft genau auf die Frequenzen, die wir nicht mehr gut hören können. Tinnitus macht uns jedoch nicht schwerhörig – eine Befürchtung, die ich von vielen Klient*innen immer wieder höre.

Erste therapeutische Maßnahmen

Wie wohl unzählige Menschen vor mir suchte ich als Erstes einen HNO-Arzt auf. Er teilte mir mit, dass ich Ohrgeräusche hätte, was ich leicht nachvollziehen konnte, da das Brummen und Zischen laut und vernehmlich in meinen Ohren tönte. Dann hängte er mich an den »Tropf« und verschrieb mir Tebonin zur Durchblutungsförderung. Damals glaubte man noch, Ohrgeräusche würden durch eine Durchblutungsstörung des Innenohrs verursacht. Heute sehen Wissenschaftler Durchblutungsstörungen nicht mehr als Hauptursache der Ohrgeräusche an. Die Haarzellen werden nicht durchblutet, sondern mit Endolymphe, einer kaliumreichen Flüssigkeit, versorgt, so Professor Dr. Gerhard Hesse[2]. In medizinischen Studien wurde zudem festgestellt, dass Tebonin, das auch unter dem Namen »Ginkgo Biloba« angeboten wird, bei Tinnitus keinen nachweisbaren Nutzen gegenüber einem Placebo hat[3]. Allerdings wusste ich das zu dieser Zeit noch nicht. Ich nahm reichlich Tebonin zu mir. Meine Ohrgeräusche blieben. Dennoch weiß ich nicht, wie es mir psychisch ergangen wäre, hätte man mich ohne etwas nach Hause geschickt.

Anfangs litt ich unter heftigen Schlafstörungen, weil ich die nächtliche Ruhe darauf verwandte, meinen Ohrgeräuschen zu lauschen und mir Sorgen zu machen. Ich gab jedoch dem Radau in meinen Ohren die

Schuld daran und war mir nicht bewusst, dass ich selbst mit meinem nächtlichen Lauschen und Grübeln mein Gehirn wachhielt. Längst nicht alle Menschen mit Ohrgeräuschen leiden unter Schlafstörungen.

Auf meine völlige Übermüdung folgten Konzentrationsprobleme bei der Arbeit und ich beschloss einmal mehr: Dieser Störenfried muss verschwinden, aber pronto! Also suchte ich einen zweiten HNO-Arzt auf. Doktor »zwei« sagte zu mir: »Frau Nowak, Sie haben Tinnitus.« Heute ist Tinnitus für viele ein Begriff, vor dreißig Jahren war das noch anders. Hätte er mir gesagt: »Sie haben Krebs«, hätte ich mich wahrscheinlich nicht wesentlich anders gefühlt. Ich war sprachlos und wie betäubt. Leider erfolgte seitens des Arztes keinerlei Aufklärung.

Das Ende meiner Ärzte-Odyssee

Deshalb wandte ich mich an die Deutsche Tinnitus-Liga und wurde dort Mitglied. Endlich erhielt ich umfangreiche Informationen auf dem damals neuesten Stand der Wissenschaft, was für mich ein Segen war. Aus Angst vor einem chronischen Tinnitus und mit immer neuen Verdachtsdiagnosen und Überweisungen ausgestattet, wanderte ich zunächst weiter von Behandler zu Behandlerin: zahnärztliche Untersuchung, Akupunkturbehandlung, Massagen der Halswirbelsäule, eine homöopathische Behandlung und schließlich eine Klangtherapie nach »Tomatis«, die sehr erfolgreich bei Tinnitus sein sollte. Mir wurden *Der kleine Prinz* und Beethovens *Fünfte Symphonie* – speziell für meine Ohrgeräusche aufbereitet und gefiltert – per Kopfhörer ins Ohr gespielt. Beethoven entspannte mich ein wenig, *Der kleine Prinz* brachte mich zum Lachen. Meine Ohrgeräusche hingegen blieben unbeeindruckt.

Von zahlreichen Behandlungsversuchen müde und arm geworden, hörte ich endlich auf, gegen mein Pfeifen und Brummen anzukämpfen, und überließ mich, ohne mir dessen bewusst zu sein, endlich den natürlichen Selbstheilungsmechanismen meines Körpers. Heute weiß ich: Unser Körper ist ein Wunderwerk mit einem hochkomplexen Wahrnehmungssystem. Dieses Wahrnehmungssystem im Gehirn entscheidet im Bruchteil einer Sekunde, welche der unzähligen Sinneseindrücke, die wir permanent aufnehmen, wir wahrnehmen. Andernfalls würde der

Mensch durch die Fülle von Eindrücken in seinem Handeln und Agieren völlig lahmgelegt – vergleichbar einem durch Überlastung abgestürzten Computer.

Unter den richtigen Bedingungen, von denen in diesem Buch die Rede sein wird, kann unser Wahrnehmungssystem im Gehirn die neuen Geräusche im Ohr genauso ausblenden wie alle Körpergeräusche, die uns schon seit unserer Geburt begleiten, etwa unser Atemgeräusch oder Schluckgeräusch.

Hätte ich bereits früher über dieses Wissen verfügt, wäre mir viel Leid erspart geblieben und ich hätte meine große Angst davor, dass mein Tinnitus chronisch wird, gut in den Griff bekommen. Zudem hatte ich mich viel zu lange geziert und einfach nicht den Mumm aufgebracht, Hörgeräte zu tragen. Zu meiner Verteidigung muss ich erwähnen: Vor dreißig Jahren waren erschwingliche Hörgeräte längst nicht so stylisch und technisch ausgereift wie heute. Meine rasant fortschreitende Schwerhörigkeit zwang mich jedoch schlussendlich dazu, mir Hörgeräte anpassen zu lassen. Sie erleichterten nicht nur die Kommunikation mit meinen Mitmenschen, sondern brachten auch im Hinblick auf meine Ohrgeräusche einen unerwarteten Effekt: Ich konnte Töne und Geräusche aus der Umwelt für meine Verhältnisse jetzt wieder relativ gut hören.

Ganz schön laut: unsere Körpergeräusche

Starte einen kleinen Versuch und lausche ganz bewusst deinem Schluckgeräusch. Es ist verdammt laut und übertönt mit 30 Dezibel die meisten Ohrgeräusche. Dennoch stört es uns in der Regel nicht. Ein Wald in Stille hat übrigens immer noch 10 Dezibel. In unseren Breiten gibt es keine vollkommene Stille.

Ich gewöhnte mir an, so oft wie möglich im Wald und an einem nahegelegenen Bach spazieren zu gehen und bei Vogelgezwitscher, Wind und Wassergeplätscher zu entspannen. Es ist ein Geschenk, ein Stück Natur bewusst wahrzunehmen und zu spüren. Meine Spaziergänge in der Natur blieben nicht ohne Wirkung. Schließlich liefen die wohltuenden Naturtöne meinen immer gleich tönenden Ohrgeräuschen den Rang ab und ich genoss die Ausflüge in die Natur in vollen Zügen.

Das Wiedererlangen meiner Hörfähigkeit, nach inzwischen an völligem Hörverlust grenzender Schwerhörigkeit, verdanke ich dem damaligen Oberarzt einer Klinik in Nordrhein-Westfalen. Er hörte auf seine innere Stimme. Einen Tag vor meiner Abreise aus der Klinik schickte er mich zum Hörtest. Die Testregler wurden bis zum Anschlag hochgefahren und plötzlich konnte ich Töne hören. Die Diagnose »Innenohrschwerhörigkeit«, die von vier Ärzten in drei Städten und trotz vieler Hörtests immer wieder übernommen worden war, war eine Fehldiagnose und damit hinfällig. Ich litt an einer operablen Mittelohrschwerhörigkeit, einer Otosklerose[4]. Bei meinem ersten Wannenbad nach der Operation schien es mir, als stünde ich unter den Niagarafällen, so laut toste das einlaufende Badewasser in meinen Ohren.

Familie und Freunde – meine größten Mutmacher

Erst später begriff ich wirklich, welch liebevolle Toleranz und welche enormen Kompensationsleistungen mein Freundeskreis für mich und den Erhalt unserer Beziehung erbracht hat. Meine beste Freundin beispielsweise lief bei den Spaziergängen immer wieder um mich herum, um rechts neben mir zu gehen – auf meinem rechten Ohr konnte ich besser hören. Besuchten wir ein Café, setzten sich meine Freund*innen x-mal um, da ich in der Nähe der plötzlich zischenden Kaffeemaschine oder in der Nähe eines Musiklautsprechers völlig nervös wurde. Trotz aller Bemühungen verlief unsere Kommunikation, wie alle hochgradig schwerhörigen Menschen gut nachvollziehen werden, äußerst kompliziert, schleppend und ermüdend. Ich musste unzählige Male nachfragen und Freund*innen waren gezwungen, unzählige Male zu wiederholen, was sie gesagt hatten. Oft gab ich auf. Mein Freundeskreis und meine Familie waren in dieser Zeit meine größten Mutmacher. Sie holten mich immer wieder aus den Phasen von Selbstisolation heraus. Ohne diesen Rückhalt wäre ich damals völlig verzweifelt.

Doch das Blatt sollte sich bald zum Positiven wenden. Ich wurde vom Professor der HNO-Klinik in München operiert, der diese damals noch recht riskante Operation einer beidseitigen Stapedektomie[5] immer selbst durchführte, ganz gleich, ob es sich bei dem Kranken um eine Kassenpatientin oder einen Privatpatienten handelte. Es war ein Arzt mit einem hohen Berufsethos und enormen Verantwortungsbewusstsein. Der Erfolg der Operation war für uns alle überwältigend. Ich benötigte überhaupt keine Hörgeräte mehr! Die Welt der Hörenden hatte mich wieder. Für mich begann ein neues, wunderbares Leben, sowohl privat wie beruflich. 1996 eröffnete ich meine Praxis, spezialisiert auf psychologische Tinnitusberatung und -Retraining. Zahlreiche Kooperationspartner haben zum Gelingen und Erfolg mit beigetragen.

Meine Ohrgeräusche sind übrigens nach wie vor vorhanden, jedoch für mein Wohlbefinden völlig bedeutungslos geworden. Nur manchmal höre ich ihnen aus völlig freien Stücken aufmerksam zu – um mich immer wieder gut in meine Klient*innen hineinversetzen zu können.

Erste-Hilfe-Koffer bei Tinnitus

Aus meiner persönlichen Geschichte konntest du bereits eine ganze Reihe von Informationen ziehen. Auch die nachfolgenden Fakten können dir nach dem ersten Auftreten der Ohrgeräusche helfen, ängstigende Fehlinformationen oder Mythen über Tinnitus über Bord zu werfen und mehr Sicherheit zu erlangen.

- **Ohrgeräusche ohne äußere Schallquelle können kommen und gehen.** Das muss dich nicht sofort beunruhigen. Jeder Mensch nimmt hier und da mal Ohrgeräusche wahr, ohne dass es dafür einen akustischen Auslöser gibt. Bei ca. 80 Prozent der Betroffenen verschwinden die Ohrgeräusche wieder.

- **Tinnitus ist nicht gefährlich und schon gar nicht lebensbedrohlich.** Ich spreche in meiner Praxis daher grundsätzlich von einem »frischen Tinnitus« (Ohrgeräuschen) und nicht von einem »akuten Tinnitus«. Das Wort »akut« steht für die meisten Menschen in einer eher ängstigenden Assoziationskette z. B. mit einer akuten Blinddarmentzündung oder einer Notfallsituation. Daher finde ich die Bezeichnung »akut« hier nicht geeignet.
- **Welche Ursachen gibt es für Tinnitus?** Diese können sehr vielfältig sein. Dauerstress, emotionale Belastungen, ein Hörsturz und Höreinbußen rangieren ganz weit vorne. Oft kann dem Tinnitus keine eindeutige Ursache zugeordnet werden, daher erhältst du lediglich Vermutungs- und Verdachtsdiagnosen. Der ursprüngliche Auslöser deines Tinnitus kann auch schon längst wieder verschwunden sein.
- **Deinen Tinnitus (auch »subjektive Ohrgeräusche« genannt) hörst nur du.** Das bedeutet jedoch nicht, dass du psychisch krank bist. Anders als bei psychischen Störungen, bei denen Stimmen oder Musik gehört werden, sind die Tinnitus-Töne immer »sinn-frei«.
- **Objektive Ohrgeräusche nennt man Body-Sounds.** Sie liegen nur bei einem Prozent der Betroffenen vor. Hättest du einen objektiven Tinnitus, wüsstest du das bereits, denn diese Geräusche kann deine HNO-Ärztin oder dein HNO-Arzt mit einem Stethoskop hören. Hier liegt stets eine körperliche Erkrankung in Ohrnähe vor.
- **Völlig unabhängig von der möglichen Ursache deines Tinnitus** kannst du lernen, die Geräusche wieder völlig aus deiner Wahrnehmung auszublenden. Um ein Türschloss zu öffnen, musst du auch nicht wissen, wie das Schloss gebaut ist – du brauchst lediglich den Schlüssel.
- **Bei Ohrgeräuschen liegt keine Durchblutungsstörung des Ohres vor.** Das hat man lange angenommen. Die Blutgefäße verlaufen jedoch nur am äußeren Rand der Hörschnecke, in

der die Nervenzellen liegen. Verliefen die Blutgefäße in direkter Nachbarschaft zum Hörnerv, hörten wir ständig unser Blut strömen.

- **Es heißt, Ohrgeräusche, die seit mehr als drei Monaten bestehen, sind chronisch.** Wie so oft in der Forschung scheiden sich hier jedoch die Geister: Manche sprechen von sechs Monaten, andere berichten von Fällen, bei denen sich der Tinnitus sogar nach fünf bis zehn Jahren plötzlich wieder verabschiedet hat. Aber keine Panik: Auch einen chronischen Tinnitus kann man komplett überhören lernen!
- **Ohrgeräusche sind nie der Grund für eine Schwerhörigkeit.** Eine schleichende Hörminderung ist jedoch eine häufige Ursache für das Auftreten von Ohrgeräuschen, da die Geräusche sich genau auf die Frequenzen setzen, die jetzt fehlen.
- **Tinnitus und Hörsturz sind nicht dasselbe.** Zwar tritt bei ca. 50 Prozent der Menschen mit ein- oder mehrmaligem Hörsturz ein Tinnitus als Folge auf, doch Tinnitus und Hörsturz können völlig unabhängig voneinander auftreten. Die mit einem Hörsturz verbundene Hörminderung setzt plötzlich ein und zumeist nur auf einem Ohr. Durch ärztliche Behandlung kommt es bei Hörsturz in ca. 90 Prozent aller Fälle wieder zur vollständigen Erholung des Hörvermögens.
- **Ohrgeräusche werden nicht von allein oder mit der Zeit als immer lauter**, sondern mit zunehmender Gewöhnung als immer leiser erlebt.
- **Ohrgeräusche können schwanken,** werden aber nicht lauter als 2 bis maximal 15 Dezibel über der individuellen Hörschwelle, wie Studien belegen. Es gibt jedoch bestimmte Verstärker wie große Müdigkeit, ein angespanntes und empfindliches Nervenkostüm oder eine sehr stille Umgebung (z. B. das Schlafzimmer), die den Tinnitus in unserer Wahrnehmung laut erscheinen lassen können.

Du siehst, es besteht bei einem plötzlich auftretenden Tinnitus kein Grund zur Panik. Wie du deinen Tinnitus nach und nach loslassen kannst, wirst du im Praxisteil dieses Buchs ab Kapitel 6 erfahren.

An jedem Ohr hängt der ganze Mensch

Die meisten Menschen haben den verständlichen Wunsch, der Tinnitus möge einfach wieder verschwinden. Ich dachte damals genauso. Doch »an jedem Ohr hängt der ganze Mensch«.

Stell dir einfach einmal vor, dein Tinnitus-Symptom hat die Funktion eines Rauchmelders in einer Scheune. Eines Nachts hörst du den Rauchmelder tönen; du läufst zur Scheune, siehst, dass das Stroh Feuer gefangen hat, schlägst den Rauchmelder aus und legst dich anschließend wieder zum Schlafen in dein Bett. Was würde passieren? Richtig! Die ganze Scheune würde abbrennen.

Was uns hier völlig unlogisch und widersinnig erscheint, ist leider exakt die Art und Weise, wie wir Menschen bis zu einem gewissen Leidensdruck mit den Symptomen unseres Körpers, zu denen auch das Tinnitus-Symptom zählt, umgehen, bevor wir schauen, was wir möglicherweise verdrängen, und bevor wir unsere Denkgewohnheiten zu ändern beginnen. Dabei signalisiert unser Körper uns schon recht früh, wenn etwas nicht stimmt. Zumeist beginnt es mit nächtlichem Grübeln, also dem zermürbenden Gedankenkarussell, bei dem unser Gehirn auf Hochtouren läuft, und mit Schlafproblemen – kurz: mit Stress.

Stress: Tinnitus-Auslöser Nummer eins

Stress kann Energie mobilisieren sowie euphorisierend wirken. Stehen wir jedoch ständig unter Strom, hat dies massive Auswirkungen auf unsere psychische und physische Gesundheit, da wir unser autonomes Nervensystem damit ständig in Alarmbereitschaft versetzen und unseren Körper unter Anspannung setzen. Der US-amerikanische Psychoanalytiker Irvin D. Yalom bringt die möglichen Folgen von Stress auf den Punkt: »Niemand trifft streng genommen unter möglichen Leiden eine Wahl, doch man wählt die Anspannung, und die Anspannung wählt die Krankheit!«[6]

Tinnitus ist oft das Resultat von Herausforderungen im Berufs- und Privatleben, die sich schon seit längerem in eine ungesunde Richtung entwickeln. Sie setzen den Körper unter Stress, erhöhen die Anspannung und psychische Belastung. Doch erst wenn die biopsychosoziale Belastung mit den individuellen Ressourcen nicht mehr aufgefangen werden kann, sendet der Organismus uns Notsignale. Das können ein Hörsturz, ständiges Grübeln, Bluthochdruck, aber eben auch das Tinnitus-Symptom sein. Stress und Tinnitus können dann in einen regelrechten Teufelskreis münden. Laut einer Studie der Weltgesundheitsorganisation vergehen etwa zehn Jahre, bis der Körper unter negativem Stress (Disstress) krank wird.

Tinnitus als Folge von beruflichem Stress

Tinnitus kommt in allen Berufsgruppen vor, doch unter bestimmten Berufs- und Lebensgestaltungsbedingungen gehäuft. Bei einer Befragung nannten ungefähr 25 Prozent aller Betroffenen Stress als Ursache ihres Tinnitus[7].

DIE HOMEOFFICE-WORKER Seit Corona sind unzählige Angestellte aus den Büros der Firmen ausgezogen. Das einstmals provisorische Homeoffice ist bei vielen zum komfortablen Arbeitsplatz avanciert und so manch einer hat sich ein schickes Tiny House in den Garten gestellt und arbeitet nun im Grünen. Das Arbeiten im Homeoffice bringt jedoch nicht nur Vorteile, sondern auch einige Nachteile mit sich, die denen Soloselbstständiger sehr ähnlich sein können, auch wenn bei Angestellten oder Arbeitern, anders als bei Selbstständigen, der Lohn jeden Monat als sicher angenommen werden kann. Im Homeoffice fehlt der soziale Austausch mit Kolleg*innen, die Grenzen zwischen Privat- und Arbeitszeiten können verschwimmen und der bis dato erforderliche Heimweg als ritualisierte Schleuse in den Feierabend fällt weg.

SOLOSELBSTSTÄNDIGE Soloselbstständige genießen im Berufsalltag Privilegien, von denen die Mehrheit der arbeitenden Bevölkerung nur träumen kann. Niemand schreibt ihnen vor, was sie wann zu tun haben. Sie sind weitgehend frei und flexibel in ihrer Zeiteinteilung und besitzen eine hohe Entscheidungsfreiheit. Als besonders erfüllend erleben viele Soloselbstständige, den Ort selbst bestimmen zu können, an dem sie ihre Arbeiten erledigen.

Unter solch guten Voraussetzungen kann sich »Flow«, ein tiefes Gefühl von Glück, einstellen. Flow erzeugt »guten« Stress (Eustress). Im Flow zu leben ist allerdings nichts, was sich groß üben lässt, um es richtig zu machen. Die Menschen steuern sich selbst unbewusst genau so, dass sie nicht überfordert und nicht unterfordert sind. Das Leben im Flow umfasst drei Glückszustände, die miteinander verwoben sind: Vorfreude, Anstrengung mit dem befriedigenden Gefühl, etwas geschafft zu haben, sowie innere Freude, verbunden mit dem Gefühl der inneren Genugtuung. Eustress motiviert und bündelt unsere Energie und verbessert somit unsere Leistungsfähigkeit, jedoch hält er nur kurze Zeit an.

> —— Berufliche und private Alltagspflichten erleben wir dann als höchst stressend, wenn sie immer mehr werden, immer weniger Spaß machen und sich das Gefühl einstellt, den Ansprüchen nicht mehr gerecht werden zu können. ——

DOCH WO LICHT IST, DA IST AUCH SCHATTEN. Die hohe Autonomie Selbstständiger und ihre freien, ungeregelten Arbeitszeiten setzen ein hohes Maß an Selbstdisziplin, einen achtsamen Umgang mit den eigenen Ressourcen und nicht zuletzt solide kaufmännische Fähigkeiten voraus, will man nicht permanent unter Stress stehen und möglicherweise krank werden.

Der hauptsächliche Stressor (Stressfaktor) dieser Berufstätigen besteht oft in einem enormen Existenzdruck (real oder gefühlt) und in innerer Existenzangst, vor allem nach Corona und angesichts der anhaltenden Kriege und Konflikte in der Welt. Während Angestellte im Krankheitsfall durch Lohnfortzahlung und Krankengeld abgesichert sind, erzeugt die freischwebende wirtschaftliche Situation dieser Berufstätigen insbesondere in den ersten drei Jahren nach Existenzgründung oft enormen Disstress. Dieser bewirkt genau das Gegenteil des oben beschriebenen Eustresses.

Soloselbstständigen fehlt es zudem sehr oft an klar definierten und ritualisierten Übergängen von der Arbeitszeit zur Pausenzeit und vom Berufsleben zum Privatleben – so wie meinem Klienten Felix, einem selbstständigen Webdesigner. Er erzählt: »Ich esse eigentlich immer am Schreibtisch und mache nicht extra Pause. Das sieht dann so aus: Ich gabele mein Fastfood und gleichzeitig telefoniere ich oder lese meine privaten Whatsapps. Das hat sich bei mir so eingeschliffen.« Felix hat keine Kollegen, mit denen zum Mittagstisch zu gehen ihm Spaß machen könnte. Viele Menschen, die ihren Arbeitsalltag ohne Kollegen bestreiten, vermissen, wie Felix auch, Sozialkontakte und fühlen sich mitunter recht einsam.

Ein weiterer hoher Stressor ist die ständige Erreichbarkeit vieler Selbstständiger. Abends, am Wochenende, im Urlaub und selbst beim Sex.

Wenn Abschalten kaum mehr möglich ist

Anna, eine Klientin, die mit frischen Ohrgeräuschen zur Erstberatung in meine Praxis kommt, hat erhebliche Schwierigkeiten abzuschalten. Sie ist angestellte Homeoffice-Workerin mit freier Zeiteinteilung. Als ich ihr einige kleine Auszeiten vorschlage, damit sie früher und stressfreier die nächsten psychologischen Beratungssitzungen wahrnehmen kann, reagiert sie zunächst panisch: »Mich erreicht täglich eine Flut von E-Mails und selbst im Urlaub bleibe ich online, weil ich es nicht schaffe, hinterher Hunderte von E-Mails abzuarbeiten.«

E-Mails können zum zeitfressenden »Moloch« werden und erheblichen Disstress verursachen, wenn man nicht gut damit umgehen kann.

Anna versteht im Verlauf unserer weiteren Gespräche immer besser, wie sie ihr Stresssignal – ein hohes Pfeifen im Ohr – durch kleine, aber wirksame Korrekturen in ihrem Leben positiv beeinflussen kann. Dazu gehören unter anderem ein gesundes

E-Mail-Management und regelmäßige Pausen, d. h. möglichst 10 Minuten Pausenzeit an der frischen Luft. Als Erstes schaltet Anna nun in ihrer Pause und am Feierabend ihren Computer endlich wieder aus. Zuvor sei ihr jedes Hochfahren des Computers als verlorene Zeit vorgekommen. Sie habe ständig unter Druck gestanden, auch im Urlaub.

Wie Anna arbeiten viele, von hohen, vor allem den eigenen Anforderungen getrieben, täglich zehn oder mehr Stunden. Disstress demotiviert und verbraucht Unmengen an Energie. Wie der innere Sklaventreiber zum Hörsturz mit Tinnitus führen kann, kannst du beispielsweise dem Erfahrungsbericht von Charlotte aus meiner Praxis (Seite 54) entnehmen.

Stress macht krank und blockiert das Denken

Hast du dich schon mal gefragt, was dich eigentlich alles stresst? Vermutlich steht der Tinnitus gegenwärtig ganz weit oben auf deiner Stressliste, denn speziell frische, ungewohnte Ohrgeräusche können einem ziemlich auf die Nerven gehen. Doch selbst wenn du deinen Tinnitus gegenwärtig (noch) als deinen Hauptstressor empfindest, solltest du auch deine alltäglichen Stressoren im Auge behalten. Am besten, du gehst einfach mal deinen Wochenplan durch. Stell dir folgende Fragen: Was steht alles an? Was davon muss wirklich sein? Worauf freue ich mich? Welche meiner freiwilligen Aktivitäten (Hobbys, Vereinstreffen) kosten mich viel Kraft? Wodurch tanke ich auf?

ÄUSSERE UND INNERE STRESSOREN Äußere Stressoren lassen sich relativ leicht identifizieren. Innere Stressoren wie mentaler und psychischer Stress hingegen sind oft nicht ganz so leicht auszuleuchten. So kannst du als Rentner*in ein geruhsames Leben führen und dennoch einen erheblichen Stresspegel aufweisen: wenn du dir beispielsweise oft Sorgen machst, sei es um deine Enkel oder um deine finanzielle Situation durch eine knapp bemessene Rente. Denn der Mensch kann allein durch seine Gedanken Stressreaktionen in seinem Organismus auslösen – sei es durch die Erinnerung an längst vergangene negative Ereignisse oder Befürchtung von zukünftigen Belastungen. Wir können uns also allein durch unsere Gedankenkraft einen Adrenalinstoß verpassen. Der Umkehrschluss gilt jedoch ebenso: Positive, über die Gegenwart hinausgehende Gedanken erzeugen Hochgefühle in uns, die uns entspannen.

UNGESUNDE STRESSBEWÄLTIGUNG Andere Menschen manipulieren ihren Körper regelmäßig mit Ersatzbefriedigungen. Sie versuchen ihren von Stresshormonen gefluteten Organismus mit Alkohol und Zigaretten zu beruhigen und putschen ihn dann mit Kaffee, Energydrinks und Süßigkeiten wieder auf. Ist unser Gehirn erst einmal auf Dauerstress getrimmt, sorgen wiederum Stresshormone im Gehirn dafür, dass wir an diesen Gewohnheiten festhalten. Auf längere Sicht fordert dieses Verhalten jedoch seinen Tribut. Disstress schadet nicht nur unserer Gesundheit enorm, sondern auch dem Prozess der Informationsaufnahme und dem logischen Denken.

Nicht alle Menschen reagieren auf Belastungen gleich stark

Ob wir durch zu viel Stress tatsächlich krank werden, hängt auch von individuellen Faktoren ab. Dazu gehören:

- deine genetische Ausstattung
- deine inneren Glaubenssätze (Seite 73)
- deine vorhandenen Ressourcen (Kraftquellen), z. B. ein gutes soziales Netzwerk, ein ausgleichendes Hobby etc.
- deine Stressbewältigungsstrategien (»Coping-Strategien«, von engl. »to cope« = mit etwas zurechtkommen, etwas bewältigen)

- deine Fähigkeit zu Selbstempathie, Selbstregulation, Selbstreflexion
- deine aktuelle Lebenssituation mit eventuellen zusätzlichen großen Belastungen (wie Scheidung, Tod des Partners, Doppelbelastungen) oder gravierende Veränderungen
- deine Bereitschaft, dir Zeit für Entspannungsverfahren wie Yoga oder Meditation zu nehmen oder dir in einer Krise psychologische Unterstützung zu holen
- Persönlichkeitsmerkmale wie Grundvertrauen, Selbstvertrauen oder auch hoher Perfektionismus

Laut dem Neurobiologen und Hirnforscher Professor Gerald Hüther ist Vertrauen eine wichtige Ressource zur Überwindung von Angst und Stress, und dies auf drei Ebenen:

- Vertrauen in eigene Kompetenzen, gestärkt durch das Überwinden von schwierigen Situationen
- Vertrauen in andere, in die Familie, Freunde, Vertraute, d.h. in »psychosoziale Unterstützung«
- Vertrauen in das große Ganze; damit ist ein Gefühl der inneren Stimmigkeit gemeint, positive Erwartungen an das Leben und Sinnhaftigkeit im eigenen Leben[8].

Disstress wird von unserem Körper als Bedrohung wahrgenommen!

Nun wissen wir also, dass Stressoren, die uns besonders unter unserem Tinnitus leiden lassen, sehr stark von individuellen Faktoren abhängen und auch durch mangelndes Grundvertrauen verstärkt werden. Aber was ist Stress eigentlich aus wissenschaftlicher Sicht, was passiert da in unserem Gehirn? Um unser Verhalten bei Stress besser zu verstehen und einen besseren Umgang mit dem Tinnitus zu erlernen, lohnt es sich, einen Blick auf die aktuelle Hirnforschung zu werfen.

2 Stress und Tinnitus in der Hirnforschung

Die Hirnforschung untersucht einerseits den neurobiologischen Aufbau des Gehirns und des Nervensystems, andererseits die Verarbeitung des menschlichen Erlebens, Denkens und Verhaltens.

Der modernen Hirnforschung verdanken wir die bahnbrechende Erkenntnis über die sogenannte Plastizität (Veränderbarkeit) unseres Gehirns. Plastizität bedeutet hier, dass unser Gehirn immer wieder neue neuronale Verknüpfungen herstellen kann, sich also neu organisieren kann, und dass der Mensch so sein Leben lang lernfähig bleibt. Über 100 Jahre war die Wissenschaft gegenteiliger Meinung und die uralte Redewendung »Was Hänschen nicht lernt, lernt Hans nimmermehr« zeugt davon.

So ist heute auch wissenschaftlich erklärbar, dass wir lernen können, mit Stress gesünder umzugehen und uns vor negativen Folgen zu schützen. Es gibt völlig neue Erkenntnisse darüber, wie sich übermäßiger Stress auf unsere Gesundheit auswirkt und wie unser autonomes Nervensystem Stress regulieren kann. Wie können wir uns das erklären?

Die Selbstregulierung des autonomen Nervensystems

Steigen wir da ein, wo wir Antworten bekommen. Und zwar beim vielfach ausgezeichneten US-amerikanischen Neurowissenschaftler und Psychiater Stephen Porges – dem Schöpfer der Polyvagal-Theorie. Diese Theorie beschreibt eine neue Sicht darauf, wie sich unser autonomes Nervensystem (ANS) bei Stress reguliert und wie unser Körper durch das ANS potenzielle Gefahrensituationen und Bedrohungen wahrnimmt und verarbeitet, ohne dass wir uns dessen bewusst sind.

Etlichen Krankheiten und Krankheitssymptomen (Herzerkrankungen, Tinnitus, Depressionen, entzündliche Erkrankungen), so die Polyvagal-Theorie, liegen Selbstregulationsstörungen des autonomen Nervensystems durch Dauerstress zugrunde. Wenn aber ein dysreguliertes autonomes Nervensystem Krankheiten hervorrufen kann, so bedeutet dies ebenso – und das ist die gute Nachricht –, dass im wieder ausbalancierten Nervensystem Heilung möglich ist. Wie dies funktionieren kann und wie es im Besonderen zum entspannteren Umgang mit Tinnitus führen kann, wollen wir uns im Folgenden etwas näher anschauen.

Das autonome Nervensystem (ANS)

Das ANS ist der Teil unseres Nervensystems, der alle organischen Funktionen unseres Körpers regelt, die uns am Leben halten und in ihrer Funktionsweise nicht durch unseren Willen beeinflusst werden können.

Das autonome Nervensystem in der Polyvagal-Theorie

Lange ging man in der Hirnforschung davon aus, dass das autonome Nervensystem zur Stressregulation auf zwei Reaktionspfade (den »Antreiber« Sympathikus und den »Regenerierer« Parasympathikus) zugreifen kann. Stephen Porges gelangte in seiner Forschungstätigkeit zu der bahnbrechenden Erkenntnis, dass das autonome Nervensystem der Spezies Mensch einen dritten Reaktionspfad, nämlich das »soziale Nervensystem«, aufweist. Daher spricht man heute auch vom Antreiber Sympathikus und vom parasympathischen Vagussystem – »Vagussystem« deshalb, weil Porges erkannte, dass der Vagusnerv sich in einen ventralen (vorderen) Vagusast und einen dorsalen (hinteren) Vagusast gabelt. Das Vagussystem ist mit nahezu allen Organen oberhalb und unterhalb unseres Zwerchfells verbunden (Abb. Seite 27) und für unsere Gesundheit sowie für unser Bedürfnis nach Sicherheit und emotionaler Verbundenheit immens wichtig.

Unser elementares Bedürfnis: Sicherheit

Die Spezies Mensch ist evolutionär gesehen sehr erfolgreich, denn sie hat bis heute überlebt und allen Gefahren getrotzt. Gefühlte Sicherheit erfüllt eines der elementarsten Bedürfnisse des Menschen überhaupt und ist überlebenswichtig. Das größte Anliegen deines autonomen Nervensystems ist es daher, dich in Sicherheit zu wissen.

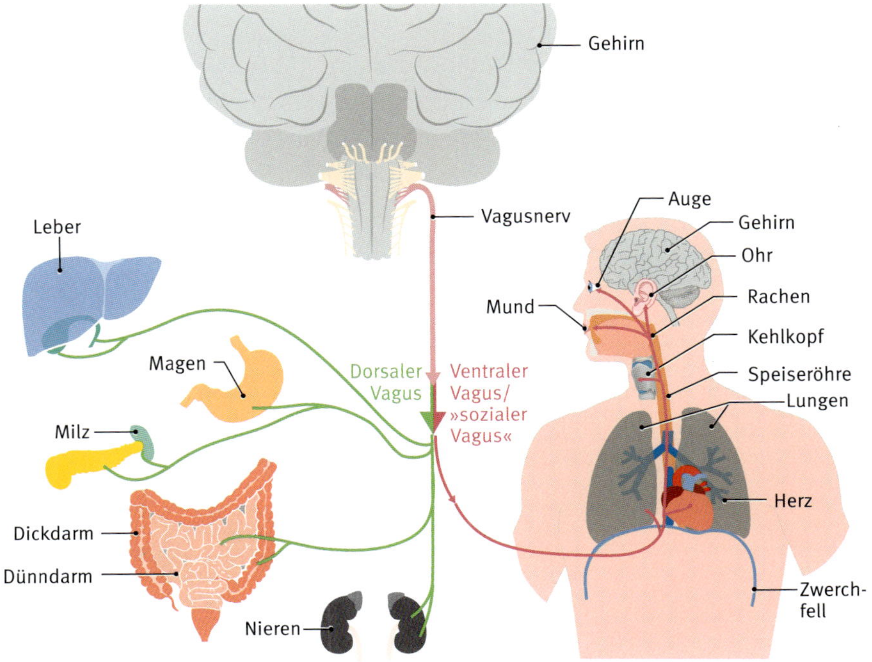

Der Vagusnerv ist mit fast allen Organen unseres Körpers verbunden.

Neurozeption – das System zur Einschätzung von Gefahren

Stephen Porges beschreibt in seiner Polyvagal-Theorie, wie unser autonomes Nervensystem Gefahrensignale mit all unseren Sinnen wahrnimmt: Es checkt die äußere Umgebung, aber auch unser Körperinneres ständig auf Signale hin ab und schickt diese Daten an das Gehirn. Dieser Prozess wird »Neurozeption« genannt. Er läuft unterhalb unserer Wahrnehmungsschwelle, also unbewusst ab. Stellt das Gehirn aufgrund der Datenlage eine Bedrohung fest, aktiviert es über das autonome Nervensystem bestimmte Schutzreaktionen und Bewältigungsstrategien (Abb. Seite 32):

- Aktivierung des Bindungssystems (Suche nach Sicherheit durch Verbundenheit mit anderen Menschen)
- Mobilisierung (»Kampf-oder-Flucht-Reaktion«) oder
- Erstarrung (Totstellreflex)

Diese Reaktionen bleiben so lange bestehen, bis sich die Anzeichen für Bedrohung auflösen und Anzeichen für Sicherheiten aufgespürt wurden.

Die Antagonisten Sympathikus und Parasympathikus

Unser autonomes Nervensystem ist ohne unser Zutun ständig aktiv. Die beiden Antagonisten des autonomen Nervensystems sind, wie bereits erwähnt, der *Sympathikus* und der *Parasympathikus*.

Der **Sympathikus** versorgt uns bei Beanspruchung mit mehr Energie und steigert unsere körperliche und geistige Leistungsfähigkeit, damit wir auf Herausforderungen (wie etwa das Tinnitus-Symptom) angemessen reagieren können. Dafür veranlasst er, dass über unsere Nebennierenrinden Hormone (Adrenalin, Cortisol) in den Blutkreislauf ausgeschüttet werden, die das Herz schneller und kräftiger schlagen lassen, die Atmung erweitern und Energie freisetzen. Auch sogenannte »übergeordnete« Hormone (der Hirnanhangsdrüse, der Hypophyse und des Hypothalamus) regeln den Bedarf unseres Körpers unter Stress. Dazu zählen z. B. Endorphine und auch körpereigene Analgetika (Schmerzmittel). Der Sympathikus wird aktiv, wenn wir im Alltag handlungsbereit sein müssen oder unser Körper bei negativem Stress in den Überlebensmodus Kampf oder Flucht schaltet.

Der **Parasympathikus** hingegen sorgt, ebenfalls mittels Hormonausschüttung, für unsere Entspannung, Erholung und Regeneration. Über ihn bauen wir Kraftreserven auf. Bei optimalem Zusammenspiel von Sympathikus und Parasympathikus können wir alltägliche Herausforderungen mit dem sympathischen Erregungsniveau meistern und mit parasympathischer Unterstützung sprichwörtlich verdauen. Anschließend schaltet der Parasympathikus das autonome Nervensystem wieder in den Normalbetrieb. Man spricht dann von einem gut regulierten autonomen Nervensystem. Wir befinden uns insgesamt innerhalb unseres »Stress-Toleranz-Fensters« (Abb. Seite 30).

1. Der dorsale Vagusast des Parasympathikus

Kommen wir zum dorsalen (hinteren) Ast des Vagusnervs, der, wie Porges entdeckte, eine ausgeklügelte Doppelfunktion erfüllt: Er sorgt in Sicherheit für unsere Tiefenentspannung, übernimmt aber auch die Führung in Situationen, in denen wir unter äußerstem Stress stehen und Kampf oder Flucht nicht mehr weiterhelfen oder aussichtslos erscheinen. Unter äußerstem oder nicht endendem Stress zieht der dorsale Vagusast mit einem »Shutdown« die »Vagusbremse« an und das autonome Nervensystem kippt von der Übererregung in die Untererregung, (Erstarrung/Totstellreflex/Ohnmacht) (Abb. Seite 30). Ohne diese autonome Überlebensreaktion würde unser Herz gefährlich schnell schlagen. Auch unsere Atemfrequenz und unser Muskeltonus werden im dorsalen Vaguszustand gedrosselt und wir können nicht mehr klar denken.

Der Zustand der **Untererregung** kann sich in unterschiedlicher Intensität und Art äußern. Der Mensch wird teilnahmslos, antriebslos, lustlos lethargisch, sehr müde, erschöpft, ideenlos. Was wir in der Untererregung immer erleben, ist das eng damit verbundene Gefühl der Hilflosigkeit und Ohnmacht im doppelten Sinne des Wortes.

Die Untererregung des dorsalen Vagus äußert sich in allem, was wir als depressives Phänomen bezeichnen und was viele Menschen mit dekompensiertem, chronischem Tinnitus von sich kennen: Sie ziehen sich von ihren Mitmenschen zurück, da sie sich selbst nicht mehr verstehen und auch nicht verstanden fühlen.

Das Stress-Toleranz-Fenster

Das »Stress-Toleranz-Fenster« ist das optimale Erregungsniveau unseres autonomen Nervensystems, das uns Anforderungen im Alltag bewältigen, aber auch Herausforderungen mit Zuversicht meistern lässt. Der Körper ist im Gleichgewicht und es geht uns gut. Schwankungen im Erregungsniveau unseres autonomen Nervensystems sind normal, beispielsweise eine erhöhte Erregung in einem Meeting oder beim Sport. Erst sehr hoher Stress katapultiert uns aus unserem Stress-Toleranz-Fenster (s. u.) – das autonome Nervensystem gerät dann in Dysregulation.

Jeder Mensch hat sein persönliches Stress-Toleranz-Fenster entwickelt. Je ungestörter die frühkindliche Entwicklung des autonomen Nervensystems abläuft, desto größer und solider ist das Stress-Toleranz-Fenster des Menschen.

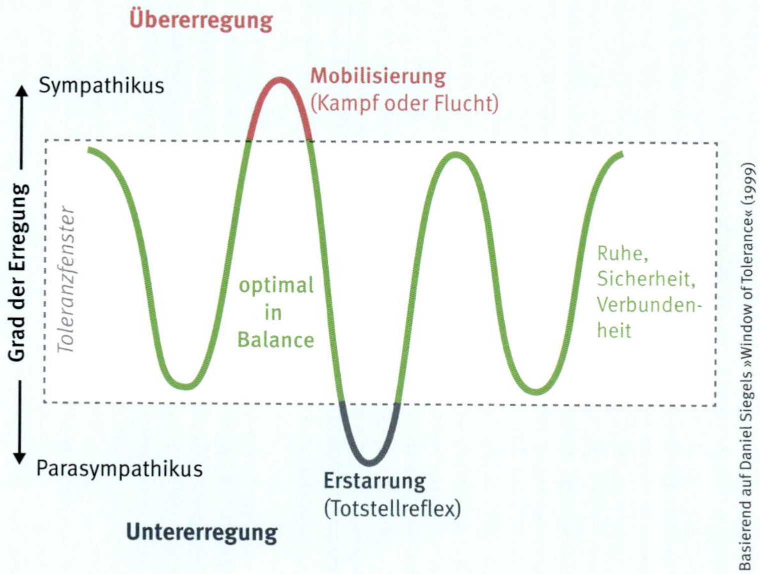

Innerhalb des Toleranzfensters verlaufen die Schwankungen gemäßigt, das heißt, unser Körper ist im Gleichgewicht.

2. Der ventrale Vagusast: unser soziales Nervensystem

Der evolutionär jüngste, von Porges entdeckte ventrale (vordere) Vagusast hat die Aufgabe, für Selbstheilung zu sorgen, für Erholung, aber auch für tiefe, friedvolle Verbundenheit mit unseren Mitmenschen. Ist unser ventraler Vagus aktiv, fühlen wir uns in Sicherheit, erleben die Welt als freundlichen Ort und es fällt uns leicht zu kommunizieren. Ob wir uns eingeladen fühlen, auf einen bestimmten Menschen zuzugehen, entscheidet der Zustand unseres ventralen Vagusnervs.

Sicherheit zeigt sich bei uns Menschen in unserem Gesichtsausdruck: Ist der ventrale Vagus aktiv, fällt es uns leicht, die Mimik unseres Gegenübers zu lesen, Augenkontakt zu halten und uns in unseren Mitmenschen einzufühlen. Wir erfassen seine Stimmmelodie und verstehen uns mit ihm akustisch und mental besser, selbst unter Einfluss vieler Umweltgeräusche.

Was hat nun der Vagus auf neuronaler, anatomischer Ebene damit zu tun? Der ventrale Vagus steht steuernd in Verbindung mit vielen Nerven unserer Gesichts- und Augenringmuskulatur, unserem Kehlkopf, unseren Stimmbändern und unserem Mittelohr.

Tinnitus bei einem dysregulierten Nervensystem

Jetzt möchte ich dir zwei Phänomene bei Tinnitus beschreiben, die oft mit der Dysregulation des autonomen Nervensystems einhergehen. Mit dem neu erworbenen Basiswissen über unser autonomes Nervensystem wirst du sie jetzt einfach nachvollziehen können. Dies wird dir helfen, wenn dir deine Reaktionen auf den Tinnitus manchmal seltsam, übertrieben oder gar pathologisch vorkommen sollten. Sich gut auszukennen bietet Sicherheit und Stellschrauben im eigenen Verhalten.

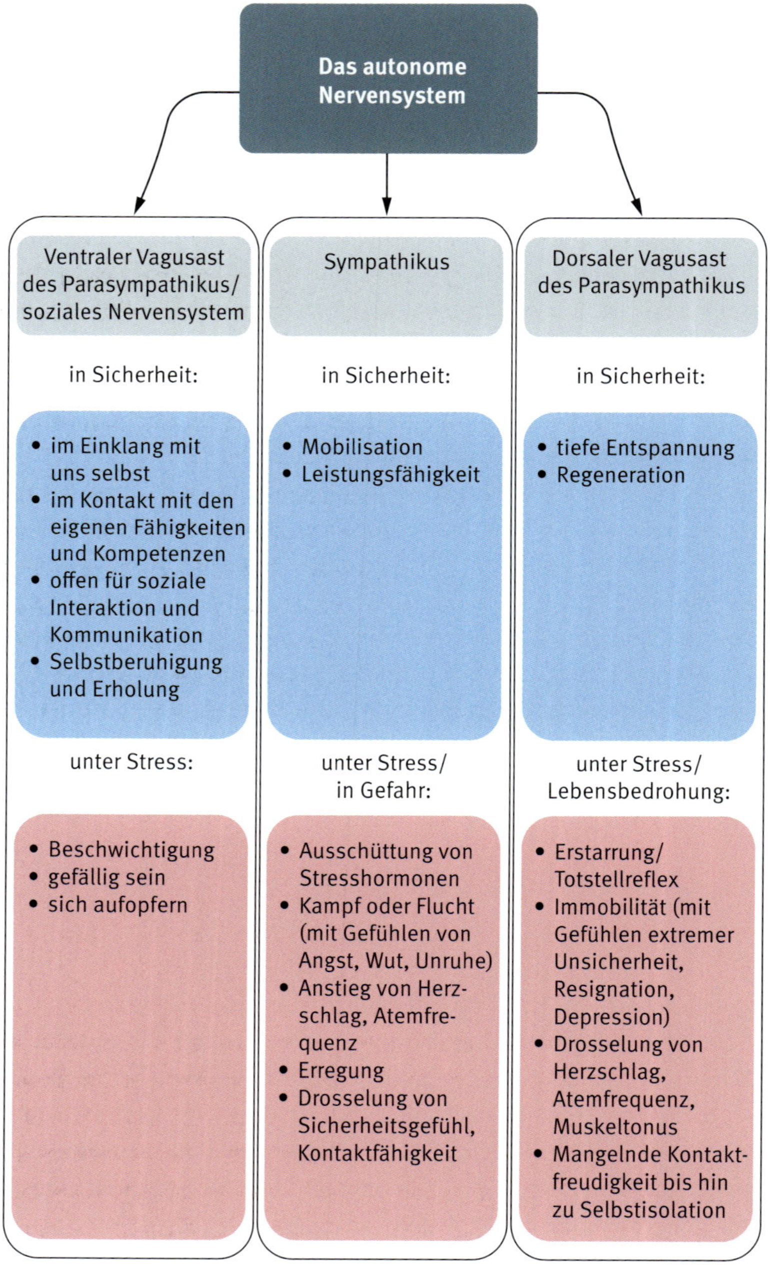

Wie das autonome Nervensystem auf Reize reagiert

1. Wenn das autonome Nervensystem in Schieflage ist

Wie stark der Tinnitus uns stört oder wie gut wir mit ihm umgehen können, ist kein Zufall, sondern hängt auch sehr eng mit unserem autonomen Nervensystem zusammen. Denn je nachdem, ob unser autonomes Nervensystem ausbalanciert ist oder unter anhaltendem Disstress in Schieflage geraten ist, verkraftet es Reize (wie z. B. Tinnitus) besser oder schlechter.

Wir hören mit dem Gehirn

Die Hörrinde ist ein Teil der Großhirnrinde in unserem Gehirn und arbeitet, eng verknüpft mit dem autonomen Nervensystem, mit dem limbischen System (Emotionshirn, S. 39) und dem Frontalhirn (Denkhirn) zusammen. Dieses »Dreierteam« des Gehirns unterscheidet in Sekundenbruchteilen zwischen wichtigen und unwichtigen Informationen und Sinneseindrücken. Je nach Lebenssituation werden aufgenommene Sinnesreize, z. B. Geräusche, von unserem Gehirn interpretiert und dementsprechend abgeschwächt oder verstärkt an unsere bewusste Wahrnehmung weitergeleitet – also an uns. Die allermeisten Sinneseindrücke werden weggefiltert und fallen komplett durch die Maschen unserer Wahrnehmung, denn in jeder Sekunde prasseln etwa elf Millionen Sinneseindrücke auf uns ein. Ohne das Aussieben würde in unserem Kopf totales Chaos entstehen und wir würden in unserem Handeln und Agieren völlig lahmgelegt werden.

Diese automatisierte Filterfunktion unseres Gehirns funktioniert auch bei Tinnitus. Wie wir hier den Filter verbessern können, erfährst du im Praxisteil des Buches ab Kapitel 6.

Hast du schon lange viel zu viel um die Ohren? Dann wird die zusätzliche Herausforderung (Tinnitus) vom autonomen Nervensystem als bedrohlich erlebt. Deinem System wächst sprichwörtlich alles über den Kopf. Der Tinnitus wird schlimmer und damit auch die einhergehende Unsicherheit und Angst.

Anders hingegen, wenn der Tinnitus auf ein reguliertes Nervensystem trifft (Tinnitus hat ja auch noch andere Auslöser als Stress) und du mit deinem Leben zufrieden bist. Dann nämlich hast du gute Karten, dass der Tinnitus nicht stresst. Er wird von deinem Gehirn zügig als (neutraler) unwichtiger Reiz eingestuft und überhört, sozusagen »herausgefiltert« (siehe Kasten Seite 33).

2. Wenn frühe Erlebnisse das autonome Nervensystem prägen

Auch wenn du einen recht ausgewogenen Lebensstil hast – weit und breit kein Disstress in Sicht –, kann Tinnitus als bedrohlich eingestuft werden. Worauf ist das zurückzuführen? Unser Gehirn arbeitet sehr komplex. Die Neurowissenschaft und wissenschaftliche Erkenntnisse aus der Emotionsforschung helfen uns bei dieser Frage weiter.

Man fand heraus, dass die Entscheidung des Gehirns, ob das autonome Nervensystem in den Gefahrenmodus schaltet, zu einem Großteil auf (negativen) nichtsprachlichen, sinnlichen Erinnerungen und frühkindlichen Erfahrungen beruht, die im Gedächtnis abgerufen werden, ohne dass uns das bewusst ist. Unser System zur Einschätzung von Gefahren, die Neurozeption, arbeitet schon seit unserer Geburt. Geräusche gehören schon beim Embryo zu den ersten Triggern der Neurozeption von Sicherheit.

KINDER SIND BELASTUNGEN SCHUTZLOS AUSGESETZT Als Kind sind wir besonders anfällig für die Auswirkungen von Stress, die auch dauerhafte Folgen für das erwachsene autonome Nervensystem haben können. In früher Kindheit erfährt das autonome Nervensystem eine Prägung, da es sich noch in der Entwicklung befindet.

Ein weiterer Grund für diese Prägung besteht darin, dass wir uns in früher Kindheit besonders schutzlos fühlen und das autonome Nervensystem sofort anspringt, damit wir eine wahrgenommene Bedrohung überstehen. Was wir als Kind als bedrohlich wahrnehmen, hängt vom Alter und vom Grad der emotionalen Entwicklung ab.

Viele Menschen sind bereits in den ersten Lebensjahren häufig zu großen Belastungen ausgesetzt: entweder, weil ihnen etwas abverlangt wird, wofür ihnen noch die Verarbeitungskapazität fehlt, oder weil sie als Kind im familiären Umfeld in belastende Situationen geraten, die sie einfach überfordern. Dadurch gerät ihr autonomes Nervensystem oft in die Übererregung (Kampf-oder-Fluchtreaktion). Sie »fallen« dann sozusagen aus ihrem Stress-Toleranz-Fenster – also dem Bereich des optimalen nervlichen Erregungsniveaus, der es uns ermöglicht, auf Herausforderungen angemessen zu reagieren, sie zu verarbeiten und uns wieder zu beruhigen (Abb. Seite 30). Geschieht dieser »Sturz« aus dem Stress-Toleranz-Fenster in der Kindheit häufig, bleibt dieses Fenster klein. Insbesondere, wenn das Kind keine wirklich verlässliche Bezugsperson zur Seite hat, die es bei belastenden Erfahrungen körperlich und emotional unterstützt.

DAUERSTRESS IN DER KINDHEIT Wenn unser autonomes Nervensystem nicht im dorsal parasympathischen Vagus tief entspannen kann, da es unter Dauerstress steht, bleibt der Vagusnerv schwach, vergleichbar einem Muskel, der selten trainiert wird. Dann kann es passieren, dass der Vagus nicht mehr richtig funktioniert und das autonome Nervensystem in der chronischen Dysregulation hängenbleibt. Das System befindet sich dann dauerhaft im Stressmodus von Kampf oder Flucht.

Steckt unser autonomes Nervensystem über Monate oder gar Jahre im dysregulierten Alarmzustand fest, kann es passieren, dass wir einen sogenannten »Traumakörper« entwickeln. Das heißt, unser System befindet sich dauerhaft im Überlebensmodus mit potenziellem Übergang in die Untererregung (Erstarrung, Ohnmacht). Der Körper signalisiert uns permanent: Ich fühle mich nicht sicher.

Die Polyvagal-Theorie bietet damit einen griffigen Erklärungsansatz dafür, dass sich viele Tinnitus-Betroffene auf der Ebene ihres autonomen

Nervensystems viel schwerer damit tun, den Tinnitus zu bewältigen: Sie reagieren heftiger, ängstlicher, wütender, aber auch hilfloser und ohnmächtiger auf den Tinnitus als Betroffene, die in der Kindheit überwiegend im sicheren, entspannten Zustand des sozialen Nervensystems aufgewachsen sind. Letztere konnten ein solides Stress-Toleranz-Fenster und eine hohe Stressresilienz entwickeln. Sie schwingen auch schneller wieder in ihr Stress-Toleranz-Fenster zurück, sobald sie realisieren, dass ihr subjektiver Tinnitus ein harmloser Ton ihres Körpers ist.

ES GIBT EINEN AUSWEG! Doch auch für diejenigen unter uns, die sehr unter ihrem Tinnitus leiden, lässt sich das Stress-Toleranz-Fenster durch einen achtsamen, liebevollen Umgang mit uns selbst und durch selbstreflektierende Erkundung unseres »Inneren Kindes« (Seite 43) vergrößern.

Durch das Erlernen liebevoller Selbstfürsorge lässt sich Verbindung zum ventralen Vagusnerv herstellen, in der Heilung auf körperlicher und seelischer Ebene möglich ist!

Anzeichen für ein dysreguliertes autonomes Nervensystem

Unser Körper warnt uns mit einer Engelsgeduld, aber irgendwann kann er die andauernden Belastungen nicht mehr verkraften. Daher ist es wichtig, dass du die Signale deines Körpers ernst nimmst. Solltest du feststellen, dass dein Nervensystem aus der Balance ist, schalte auf jeden Fall einen Gang herunter und gehe bewusster mit dir um. Dazu gehört als erster Schritt, die Bedürfnisse deines Körpers (regelmäßige Pausen, gesundes Essen, ausreichend trinken, frische Luft, Ruhe) zu respektieren und zu befriedigen.

KÖRPERLICHE ANZEICHEN

- Du leidest unter Schlafstörungen. Ein ständig erhöhter Cortisolspiegel reduziert die Schlafqualität, denn Cortisol ist der Gegenspieler von Melatonin, unserem Einschlafhormon.

- Du leidest unter chronischer Müdigkeit bei gleichzeitiger innerer Unruhe.
- Du hörst sporadisch Ohrgeräusche oder dein anhaltender Tinnitus erscheint dir besonders penetrant.
- Du bist erschöpft, ausgelaugt und erkrankst häufig.
- Du fühlst dich oft am ganzen Körper angespannt (v.a. Kiefer, Nacken, Schultern, Rücken) und kannst dich generell nur schwer entspannen.
- Du möchtest morgens am liebsten einfach die Decke über den Kopf ziehen und gar nicht erst aufstehen.
- Du isst und trinkst mehr, als dir guttut, um deine Gefühle zu verdrängen und dich zu beruhigen.
- Du leidest unter Libidoverlust, hast also keine Lust auf Sex.
- Deine Atmung geht oft eher schnell und flach. Andauernder Stress und Ängste können zu einer Atemfrequenz führen, die eigentlich für die Fluchtreaktion typisch ist.

MENTALE ANZEICHEN

- emotionale Unausgeglichenheit (Gereiztheit, Ungeduld)
- ständiges Grübeln, Unsicherheit, evtl. Schuldgefühle
- Aufmerksamkeits- und Konzentrationsstörungen
- Übellaunigkeit im Umgang mit anderen
- eine negativ eingefärbte, ängstliche, hilflose Haltung dem Leben gegenüber und sozialer Rückzug

Woher kommen die Ohrgeräusche eigentlich?

Tinnitus hat bekanntlich keine äußere Schallquelle. Doch wo kommen die ungeliebten Ohrgeräusche eigentlich her? Wie der Phantomton Tinnitus entsteht, ist noch längst nicht ausreichend erforscht und eine Therapie, die das Problem an den Wurzeln anpacken könnte, ist noch nicht vorhanden. Allerdings weiß die Wissenschaft heute schon sehr viel mehr und es gibt wegweisende neue Erklärungsmodelle.

Frühere Erklärungsversuche in der Medizin

Im 20. Jahrhundert ging man noch davon aus, Tinnitus entstehe im Innenohr, genauer gesagt durch eine gesteigerte Aktivität der sogenannten »Haarzellen« in der Hörschnecke unseres Innenohrs. Dort werden die Schallwellen in elektrische Hörimpulse umgewandelt und über den Hörnerv an die für die komplizierte Verarbeitung zuständigen Hörareale im Gehirn weitergeleitet. Man nahm an, auf diesem Wege der komplizierten

Warum Schwerhörige häufig an Tinnitus leiden

56 Prozent der Menschen mit einer Schwerhörigkeit hören Tinnitus. Wie lässt sich das wissenschaftlich erklären? Das Gehirn versucht, sich bei Schwerhörigkeit in kreativer Weise den neuen Gegebenheiten anzupassen, und es kommt zu zahlreichen neuen Nerven- und Ganglienverknüpfungen im Gehirn. Dieser Vorgang wird als »Neuroplastizität« des Gehirns bezeichnet und ist bei anderen Erkrankungen, etwa nach einem Schlaganfall, ein genialer Schachzug der Natur, da so z. B. nach einem Sprachverlust Sprache neu gelernt werden kann.

Bei zunehmender Schwerhörigkeit funktionieren die Reparatur- bzw. Kompensationsbemühungen unseres Gehirns leider nicht. Vielmehr kann es, so die Wissenschaft, zu Hyperaktivität von Nervenzellen und zu ungünstigen Verknüpfungen kommen. In der Folge erzeugen diese Areale Phantomtöne und das fast immer genau auf den Frequenzen, die wegen der Hörschädigung nicht mehr auf Reize reagieren können – der Tinnitus entsteht. Im Umkehrschluss brauchst du aber nicht zu befürchten, dein Tinnitus schädigt etwas in deinem Ohr. Er macht dich definitiv nicht schwerhörig!

Verschaltungen entstehe die Tonwahrnehmung Tinnitus. Aufgrund dieser Fehlannahme ließen sich in sehr vereinzelten Fällen verzweifelte Menschen mit Tinnitus ihren Hörnerv chirurgisch durchtrennen – mit dem fatalen Ergebnis, dass sie anschließend auf dem betreffenden Ohr gehörlos waren, ihr Tinnitus jedoch weiter vorhanden war. Es erfolgte ein radikales Umdenken.

Tinnitusforschung heute

Heute gehen Neurowissenschaftler nach Tierversuchen davon aus, dass sich die Quelle des Tinnitus im Gehirn selbst befindet. Mit Hilfe hochauflösender bildgebender Verfahren konnte nachgewiesen werden, dass im Gehirn von Natur aus schwache neuronale Geräusche in den Bereichen auftreten, die für die zentrale Hörverarbeitung zuständig sind. Allerdings dringen diese neuronalen Geräusche im Gehirn normalerweise nicht bis in unser Bewusstsein vor, sondern werden in hochkomplexen Vorgängen herausgefiltert. Aus noch nicht erforschten Gründen werden diese Geräusche nicht mehr ausreichend unterdrückt, passieren den komplexen Filter im Gehirn und gelangen im auditiven (d. h. hörenden) Netzwerk in unser Bewusstsein. Es kommt zur Wahrnehmung der »Tonutopie" Tinnitus, so der Stand der aktuellen Wissenschaft.

Das Gedächtnis merkt sich alles von Bedeutung

Wenn wir die Ohrgeräusche einfach nur als Töne betrachten, dann sind sie mit ihrer relativen Gleichförmigkeit nicht sonderlich spannend und mit ihren durchschnittlich 2 bis 15 Dezibel (über der individuellen Hörschwelle) auch nicht sonderlich laut. Das entspricht in etwa der Lautstärke von Blätterrauschen. Wie kommt es dann, dass uns der Tinnitus auf die Palme bringen kann?

Lass uns dazu einmal gemeinsam schauen, wie unser gigantischer Speicher im Gehirn – das menschliche Gedächtnis – arbeitet. Du kannst dir dein Gedächtnis wie eine Festplatte mit einer riesigen Speicherkapazität vorstellen. Und genau wie die Festplatte deines Computers in einem Gehäuse steckt, so umhüllt deine Schädeldecke dein Gehirn. Und nun lege einmal deine flache Hand mit deinem Handballen in Richtung Stirn über deine Scheitelkrone. Dort, wohin deine Fingerspitzen jetzt zeigen, befindet sich die Hirnregion des »limbischen Systems«, auch »Emotionshirn« genannt. Genau dort wohnt übrigens auch das sogenannte »Innere Kind«, von dem in diesem Buch noch ausführlich die Rede sein wird.

Teile des limbischen Systems: Seepferdchen und Mandelkern

Der Begriff »System« weist schon einmal darauf hin, dass es sich hier um mehrere Gehirnkomplexe handelt, die zusammenspielen. Wir konzentrieren uns auf zwei davon, das »Seepferdchen« und den »Mandelkern«.

Das Seepferchen ist für das bewusste Abspeichern von Erinnerungen in unserem Gedächtnisspeicher zuständig. Es kann diese Erinnerungen von dort auch wieder hervorholen, also abrufen, so wie du eine Datei in deinem Computer wieder aufrufen kannst. Der Mandelkern (medizinisch »Amygdala«) ist dafür zuständig, Wahrnehmungen wie Geräusche oder Gerüche emotional mit Gefühlsetiketten wie Freude, Überraschung, Wut, Traurigkeit, Angst oder Ekel zu versehen. Bei angst- und stressauslösenden Situationen wie etwa einem frischen Tinnitus befindet sich der Mandelkern in einem Zustand starker Erregung und löst in Verbindung mit anderen Hirnregionen Stressreaktionen in unserem hochkomplexen autonomen Nervensystem aus. Stress wertet das autonome Nervensystem als Bedrohung.

Unser Gedächtnis speichert allerdings nicht alles, sondern nur relevante Informationen. Das Gehirn entscheidet während des Schlafs, welche der vielen Informationen, die wir täglich aufnehmen, überhaupt speicherungswürdig sind und welche vom Kurzzeitgedächtnis (im Hippocampus) ins Langzeitgedächtnis (im Cortex) übertragen und dort abgelegt werden. Dies konnte anhand von Hirnstrommessungen an Probanden in der Tiefschlafphase im Schlaflabor festgestellt werden. Besonders wichtig sind unserem Gedächtnis Situationen, die mit stark positiven oder negativen Emotionen aufgeladen sind. Diese Erfahrungen speichert es als Erinnerung und Ressource auf alle Fälle, weil es darauf vielleicht wieder einmal Reaktionsbedarf gibt.

Warum wir uns an falsche Versprechungen klammern

Von den neuen Ohrgeräuschen scheint das Gehirn im Vorgang der Neurozeption zunächst einmal heftig irritiert und verunsichert. Denn einerseits klingt der Tinnitus mit seinem Pfeifen, Zischen und Brummen ähnlich wie uns bekannte Umweltgeräusche, andererseits sind diese realen Umweltgeräusche nicht allgegenwärtig und vor allem kommen sie nicht aus unserem Innern. Viele Betroffene machen sich zunächst auf die Suche nach einer Geräuschquelle im Außen. Ich selbst vermutete damals, meine Heizung verursache den Pfeifton. Dem Seepferdchen und dem Mandelkern des limbischen Systems gelingt es nicht gut, die Bedeutung der neuen Ohrgeräusche zu entschlüsseln. Daher werden diese zunächst als Bedrohung für unseren Körper eingestuft, bleiben unter Beobachtung und können so Gefühle von Angst und Hilflosigkeit auslösen. Der zuständige sympathische Nerv im autonomen Nervensystem ist aktiviert und wir würden am liebsten vor den Ohrgeräuschen davonlaufen. Wir wollen wissen, was da in uns los ist!

FALSCHE RATGEBER Nach der HNO-ärztlichen Abklärung hast du eine Diagnose und weißt schon einmal, dass du subjektive Ohrgeräusche (lateinisch Tinnitus = Klingeln der Ohren) hörst – subjektiv deshalb, weil nur du diese Ohrgeräusche hören kannst. Objektive Ohrgeräusche könnte auch deine Ärztin oder dein Arzt mit einem Stethoskop hören.

Sehr viele Tinnitus-Betroffene machen sich anschließend bei »Dr. Google« schlau, vor allem, wenn die Auskunft des Arztes oder der Ärztin als unbefriedigend erlebt wurde. Das Internet bietet eine Fülle von schnell abrufbaren Informationen. Du kannst dort auf recht nützliche Infos über Tinnitus stoßen, aber auch auf kompletten Nonsens. Viele Websites bieten interaktive Symptom-Checks an, die aufgrund der Nutzereingaben eine Reihe möglicher Ursachen und Behandlungsmöglichkeiten bei Tinnitus liefern. Im emotional aufgewühlten Zustand fällt es besonders schwer, zwischen nützlichen Tipps und Falschinformationen zu unterscheiden. Wird vom Arzt dann lediglich zur Ausschlussdiagnostik (das heißt, zur Sicherheit) noch eine Computertomographie gemacht und der Tinnitus wurde zuvor im Netz plötzlich mit einem Hirntumor in Verbindung gebracht, kommt Panik auf.

Im Internet wird zudem eine Fülle von Tinnitus-Präparaten und Wundermitteln angeboten. So werden dir Tropfen, Ohrkerzen, Kapseln, Heilsteine, Naturextrakte oder Nahrungsergänzungsmittel empfohlen, die dir allesamt das Blaue vom Himmel versprechen: alle zu erheblichen Preisen – alle angeblich getestet, bewertet, klassifiziert. Doch hier ist Vorsicht geboten, ebenso wie bei der Richtigkeit von Informationen aus dem Internet.

Eine aktuelle Studie über die Qualität von Informationen aus dem Internet für Menschen mit Hörsturz wertete die ersten 30 Suchergebnisse der Suchmaschine Google zum Suchbegriff »Hörsturz« aus. Sie stellte fest, dass das Google-Ranking keine verlässliche Aussage über die Qualität der jeweiligen Informationen macht. Die Hälfte der untersuchten Artikel enthielt Falschinformationen[9] und war für Laien unverständlich geschrieben. Dies lässt sich auf Tinnitus übertragen, so die Autoren.

Diese Fülle von Falschinformationen, die ungewisse Prognose bezüglich des weiteren Verlaufes der Ohrgeräusche, gepaart mit der Angst vor dem chronischen Tinnitus, all das trägt dazu bei, dass der Tinnitus vom Gehirn weiterhin als extrem wichtig und sehr negativ bewertet wird, viel Speicherplatz in deinem Gedächtnis belegt und von dort sehr oft abgerufen wird. Jedenfalls solange der Tinnitus von dir noch nicht bewältigt ist. Aber das muss nicht so bleiben!

3

Was unsere Persönlichkeit prägt

Jeder Mensch hat eine Persönlichkeit. Unsere Persönlichkeit ist sozusagen das Haus unserer Stärken, Fähigkeiten, unseres Selbstvertrauens und Selbstbewusstseins, aber auch unserer »Macken«, Muster, blinden Flecken und körperlichen Probleme. Unsere Persönlichkeitsanteile spielen eine wichtige Rolle dabei, wie wir mit Krisen in unserem Leben umgehen können, und auch, ob und wie zügig wir den Tinnitus bewältigen und ad acta legen können. Eine Schlüsselposition in der Psychologie hat dabei das sogenannte »Innere Kind« inne. Das »Innere Kind« ist jener (unbewusste) Persönlichkeitsanteil in uns, der in der Kindheit geprägt wurde und für viele unserer Emotionen und Verhaltensmuster im Erwachsenenalter verantwortlich ist.

Das Innere Kind

Der Begriff vom »Inneren Kind« ist derzeit in aller Munde. Wir alle tragen es in uns. Jeder Erwachsene, völlig unabhängig von seinem Alter, hat eine ganze Rasselbande »Innerer Kinder« in seinem Unterbewusstsein. Diese tragen seine frühen emotionalen Erfahrungen in sich. Es gibt fröhliche, kreative und wissbegierige Kinder in uns, die voller Vertrauen in die Welt blicken. Sie sind gut in unsere erwachsene Persönlichkeit integriert.

Verdrängung als Schutz

Jeder Mensch ist mit einem wichtigen Schutzmechanismus in seiner Psyche ausgestattet, der immer dann aktiv wird, wenn eine Erfahrung zu schmerzlich und nicht mehr bewältigbar ist. Haben wir derartige Erfahrungen gemacht, werden diese ins Unterbewusstsein verschoben, wo wir sie nicht mehr spüren, sie »vergessen«. Dieser Schutzmechanismus heißt »Verdrängung« und ist besonders in Kindertagen wichtig, da wir als kleines Menschlein schutzlos und in unserer Existenz völlig von unseren Eltern abhängig sind.

Aber eben auch traurige, wütende und verletzte, die jede Menge negative Erfahrungen gemacht haben und daraufhin ihre Gefühle vor unsensiblen Erwachsenen verbergen mussten. Logischerweise mangelt es diesen Inneren Kindern generell an Vertrauen. Diese Inneren Kinder in uns lehnen wir als Erwachsener oft selbst ab, wenn wir ihre Gefühle spüren.

Verletzte Innere Kinder bleiben im Unterbewusstsein genauso alt wie zu der Zeit, als sie die sie überfordernde Erfahrung gemacht haben. Sie bleiben auf der Entwicklungsstufe stehen, auf der sie sich damals befunden haben, sehen die heutige Welt durch ihre Kinderbrille und sind sich dessen aber nicht bewusst.

Geht es uns nicht gut und stehen wir vor einer Herausforderung, reagieren und agieren wir mitunter wie ein Kind – ohne unser Verhalten mit unserem Verstand beeinflussen zu können. Identifizieren wir uns in einer aktuellen Situation mit unserem Inneren Kind, fühlen wir uns auch klein.

Hier zunächst ein Beispiel: Verstandesmäßig wissen meine Klient*innen spätestens nach der zweiten Beratungssitzung ganz genau, dass es nicht förderlich ist, ihre Ohrgeräusche permanent zu kontrollieren. Wenn ihr Inneres Kind allerdings den Drang verspürt, die Ohrgeräusche genau zu beobachten, um diese seltsamen Töne besser in Schach halten zu können, hebelt es den wissenden Erwachsenen einfach aus.

— Durch die Tinnitus-Krise können ganz bestimmte uralte Gefühle und innere Glaubenssätze aus unserer Kindheit wieder auftauchen und uns sehr zu schaffen machen – in der Psychologie nennt man das »getriggert sein«. Welche Gefühle das genau sind und welche hinderlichen Reaktionen sie im Umgang mit dem Tinnitus provozieren können, erfährst du im Praxisteil des Buches. —

Das Innere Kind »residiert« im neuronalen Netzwerk des Gefühlshirns, dem sogenannten limbischen System, das du bereits kennengelernt hast. Dort sind unsere Basisemotionen wie Freude, Angst, Wut, Ekel, Trauer und Überraschung lokalisiert. Auch unzählige gefühlsgeladene Erinnerungen und Erfahrungen aus unserer Kindheit sind im limbischen System des Gehirns abgelegt.

Der Innere Erwachsene und der Nörgler

Kommen wir zu zwei weiteren Anteilen unserer Persönlichkeit, dem Inneren rationalen Erwachsenen und dem Inneren Kritiker.

Der Innere Erwachsene ist im neuronalen Netzwerk des Großhirns (Neocortex) zu finden. Der Erwachsenenanteil unserer Persönlichkeit kann bewusst und abstrakt denken. Er kann vorausschauend planen, verantwortungsvoll handeln, Risiken abwägen und Probleme lösen. Dieser Teil des Gehirns ist beim Säugling noch nicht ausgereift, sondern wird im Verlauf unseres Lebens durch Erfahrungen immer weiter ausgebildet. Wenn wir Neues lernen und uns in einem neuen Kontext bewegen, entstehen im Gehirn stets neue neuronale Verzweigungen und Verknüpfungen. Dadurch bleiben wir Menschen bis ins hohe Alter hinein lernfähig.

Der dritte Anteil unserer Persönlichkeit ist der »Innere Kritiker«, von mir »Nörgler« genannt. In der Psychologie wird er auch als »Eltern-Ich« bezeichnet. Es ist ein verletzter Anteil unserer Persönlichkeit, der uns heute innerlich kritisiert. In ihm sind die Erinnerungen gespeichert, wenn wir von unseren Bezugspersonen abgewertet, gedemütigt oder kleingemacht wurden. Machen wir uns später selbst herunter, ist genau dieser innere Kritiker in uns aktiv: Selbstanklagen wie »Stell dich doch nicht so dumm an« oder »Das schaffst du sowieso nicht« kommen von ihm. Aber auch die ängstliche innere Stimme, wenn wir uns heute etwas nicht zutrauen, kann von diesem abwertenden inneren Anteil kommen.

Die ersten Lebensjahre sind entscheidend

Auch wenn es in den Sitzungen in meiner Praxis stets ums »Hier und Jetzt« geht, führen mich die Gedanken und Gefühle meiner Klient*innen doch oft sehr schnell zurück in ihre Kindheit, also dorthin, wo diese ihnen Ursprung haben. Also begeben wir uns doch ruhig einmal ganz an den Anfang: in die früheste Phase unseres Lebens.

Ein Kind reift neun Monate lang im Mutterleib geborgen heran, bevor es schutzbedürftig und verletzlich das Licht der Welt erblickt. Babys werden mit einer gigantischen Fülle von Nervenzellen im Gehirn geboren, die sich nach der Geburt in der Interaktion mit ihrer Umwelt im Gehirn zu komplexen Netzwerken verknüpfen. Nie mehr in unserem Leben lernen wir in so kurzer Zeit so viel wie als Baby und Kleinkind. Da unser Überleben vollkommen von unseren Eltern abhängig ist, ist naturgemäß alles in uns auf Verbundenheit programmiert. Erst wenn das Bindungsbedürfnis des Babys, tief eingebunden in Geborgenheit, Liebe und emotionale Sicherheit, erfüllt wurde und es »gereift« ist, meldet sich nach und nach sein Autonomiebedürfnis. Wenn alles glattläuft, wächst das Menschlein nun Schritt für Schritt in die Unabhängigkeit hinein.

Innere Autonomie gibt uns Selbstvertrauen

Psychologisch betrachtet, entwickelt der Mensch äußere und innere Autonomie. »Äußere Autonomie« heißt, einen eigenen Willen zu haben und nach eigenen Maßstäben Entscheidungen zu treffen. Als Kind wollen wir gerne erwachsen werden, um endlich das tun und lassen zu können, was wir wollen! Die »innere Autonomie« (innere Unabhängigkeit) hingegen hilft, uns unabhängig von der Meinung und der Beurteilung anderer zu machen und zu uns selbst zu stehen. Wir sind dann auch fähig, Kritik anzunehmen, ohne uns selbst völlig in Frage zu stellen. Die innere Autonomie ist sehr eng mit unserem Selbstbewusstsein und Selbstwertgefühl verknüpft. Je stärker das Selbstbewusstsein, desto größer die innere Autonomie. Verbundenheit und Autonomie sind zwei Grundbedürfnisse des Menschen. Sie bleiben unser Leben lang bestehen.

> »Solange deine Kinder klein sind, gib ihnen Wurzeln, wenn sie größer werden, schenk ihnen Flügel.«
>
> Khalil Gibran

Inneres Sonnenkind und Schattenkind

Das psychologische Modell des Inneren Sonnen- und Schattenkinds wurde von der Diplom-Psychologin Stefanie Stahl in ihrem Bestseller »Das Kind in dir muss Heimat finden«[10] kreiert. Ich finde diese Begriffe für die unterschiedlichen Inneren-Kind-Anteile in unserer Persönlichkeit, die bei unserer Tinnitus-Bewältigung eine wichtige Rolle spielen, sehr anschaulich und werde sie daher fortan verwenden.

Hattest du eine glückliche Kindheit?

Diese Frage zu beantworten, ist vielleicht gar nicht so leicht für dich. Denn alles, was wir als Kind in unserer Familie erleben, empfinden wir als völlig normal! Als Kind kennen wir es ja nicht anders, daher können wir es auch erst später, als Erwachsener, einordnen oder werten. Hattest du eine glückliche Kindheit, dann besitzt du sehr wahrscheinlich eine Persönlichkeit mit vielen selbstbewussten Anteilen des Inneren Sonnenkindes. Hattest du hingegen keine so glückliche Kindheit, ist es sehr wahrscheinlich, dass du mehr unsichere oder verletzte Schattenkind-Anteile in deiner Persönlichkeit trägst.

Das Innere Sonnenkind: Die Welt ist ein freundlicher Ort

Das Innere Sonnenkind ist ein wahrer Glückspilz, denn es hat die Erfahrung gemacht, auf dieser Welt willkommen zu sein. Ein Elternteil oder beide haben sich vollständig auf seine Bedürfnisse eingestellt und diese einfühlsam befriedigt. Das Sonnenkind bekommt Nahrung, wenn es hungrig ist, erhält zärtliche Berührung, liebevolle Körperpflege und auch Ruhe, wenn es sein Köpfchen wegdreht und nicht mehr »Guck-Guck« spielen möchte. Babys können sehr schnell von Reizen überflutet werden. Dies ist auch der Grund, warum das Bettchen eines Säuglings mit einem Stoffhimmel überspannt wird. Andererseits braucht ein zufriedenes Baby, dass Mama oder Papa zur Stelle sind, wenn es sich bemerkbar macht. Babys leben im »Hier und Jetzt« und können noch nicht denken: »Ah, Mama ist im Nebenzimmer und wird gleich kommen.«

Babys kommunizieren auf ihre Weise – Weinen und Schreien ist die lautstärkste davon. Noch bevor das Baby scharf sehen kann, ist es übrigens in der Lage, Gesichtsausdrücke zu »lesen«. Die Gesichtszüge und die freundliche Stimme von Mama und Papa zeigen ihm, dass es einen sicheren Platz in ihrem Herzen und auf dieser Welt hat. Durch die Art und Weise, wie Eltern oder Bezugspersonen das Baby versorgen, es spiegeln und empathisch mit ihm mitschwingen, lernt es, seine Bedürfnisse und Gefühle wahrzunehmen und sie zu regulieren.

Aus einer Atmosphäre der Geborgenheit und der Verbundenheit erwächst in den ersten drei Lebensjahren, wie du bereits erfahren hast, Urvertrauen – das sichere Fundament unseres Selbstvertrauens, auf dem alle weiteren persönlichen Entwicklungen in unserem Leben aufbauen. Kennst du die Redewendung: »Da hast du wohl auf Sand gebaut«? Sie drückt sehr treffend aus, wie essenziell ein sicheres Fundament für die Stabilität aller darauf aufbauenden Stockwerke unserer Persönlichkeit ist.

POSITIVE KINDHEITSERFAHRUNGEN DOMINIEREN

Menschen mit einem hohen Sonnenkind-Anteil ihrer Persönlichkeit haben viele positive Kindheitserfahrungen gemacht und können sich diese recht gut ins Gedächtnis rufen. Sie tragen viele positiv besetzte Bilder in sich, lebendige Szenen mit ihren Eltern, Geschwistern, Großeltern und anderen Menschen. Sie erinnern sich beispielsweise, wie sie beim Ballspielen fröhlich durchs Blumenbeet ihrer Oma getobt sind, wie diese geschimpft hat und wie es später am großen Küchentisch trotzdem Kakao gab und alle wieder miteinander gelacht haben. Menschen mit einer eher überschatteten Kindheit können sich zumeist nur sehr lückenhaft an ihre Kindheit erinnern, da sie viele unglückliche, ihren Selbstwert verletzende oder traurige Beziehungserfahrungen ins Unterbewusstsein – also auf die Ebene ihres Inneren Schattenkindes – verdrängt haben.

Im Durchschnitt erinnern wir uns an Erfahrungen ab einem Alter von etwa zweieinhalb Jahren. Viele frühe Erfahrungen sind jedoch als Prägungen in unserem (unbewussten) Gedächtnis sowie in unserem Nervensystem gespeichert, das unsere Körperorgane (Seite 27) steuert.

Das Innere Schattenkind: Die Welt, ein unsicheres Pflaster

Das Innere Schattenkind hatte es nicht so gut, denn seine Eltern waren wenig empathisch gegenüber seinen Gefühlen und Bedürfnissen. Das

Innere Schattenkind hat unsichere Bindungserfahrungen gemacht und musste von klein an um vieles kämpfen. Manchmal haben Schattenkinder auch einen Elternteil, der nichts mit ihnen zu tun haben wollte.

BEREITS ALS BABY UNTER TOXISCHEM STRESS Die sichere Bindung eines einjährigen Babys erkennt man daran, dass es Angst hat, wenn es von seiner Mutter getrennt wird. Es protestiert, weint und zeigt seiner Bezugsperson damit, dass es auf den Arm genommen werden möchte und die Körpernähe braucht. Ein unsicher gebundenes Baby protestiert hingegen kaum noch und zeigt auch keine Freude, wenn die Bezugsperson wieder da ist. Seine Bedürfnisse nach Trost und Nähe sind zu oft unerfüllt geblieben, so dass es sich als völlig wirkungslos erlebt und schließlich resigniert (Seite 29).

Ein simples Beispiel aus dem Alltag kann dies zeigen: Das Baby liegt nachts in seinem Bettchen. Es schreit und wünscht sich, aus welchem seiner Grundbedürfnisse heraus auch immer, die Nähe seiner Eltern. Viele Eltern der Generation meiner Großeltern haben nach der »schwarzen Pädagogik« erzogen und damit auch nachfolgende Elterngenerationen geprägt. Sie haben in dieser Situation von ihrem Baby erwartet, es solle allein klarkommen, sich allein beruhigen. Schlief das Baby schließlich völlig erschöpft ein, wurde das als Bestätigung ihres Erziehungsstils angesehen.

Das Einschlafen eines völlig erschöpften, unter toxischem Stress stehenden Babys und das Einschlafen eines entspannten Babys sind jedoch nicht vergleichbar. Heute weiß man, dass bei langem, meistens immer schriller werdendem Schreien der Säugling in einen Zustand der »Tachykardie« – also des Herzrasens – kommt. Er befindet sich weit außerhalb seines Stress-Toleranz-Fensters. Da er nun in Todesangst gerät, schaltet sein autonomes Nervensystem schützend in den Totstellreflex des dorsalen Vagussystems. Diese Erfahrung gräbt sich tief in das Körpergedächtnis des Babys ein.

VIEL ZU FRÜH ERWACHSEN Menschen mit einem hohen Schattenkind-Anteil mussten früh Erwachsene werden. Sie waren oft allein und viel zu früh auf sich gestellt. Wie gerne hätte sich das Innere Schattenkind auch mal an den gedeckten Mittagstisch gesetzt und, so wie seine Freundinnen, der Mama erzählt, wie es in der Schule war!

Was für Babys wichtig ist

Babys und Kleinkinder brauchen die umsichtige Co-Regulation durch beruhigende Interaktionen der Eltern, da ihr autonomes Nervensystem noch nicht ausgereift ist. Sonst kann ein Kind und späterer Erwachsener kein solides Stress-Toleranz-Fenster ausbilden und bereits weniger starker Stress ruft später starke physische und psychische Stressreaktionen im Körper hervor.

Stattdessen musste es sich mit einer Schnitte Brot begnügen und schon die Kartoffeln für die abendliche Familienmahlzeit schälen. Wie sehr hat sich das Innere Schattenkind gewünscht, dass sein Papa auch mal mit auf den Fußballplatz kommt und es anfeuert, anstatt immer nur zu arbeiten. In der Familie des Schattenkindes herrschte oft eine angespannte Atmosphäre. Andere Kinder zum Spielen mit nach Hause zu bringen war tabu.

Bei vielen Inneren Schattenkindern sind die Rollen zwischen Eltern und Kindern bereits sehr früh vertauscht. Das bedeutet, das Innere Schattenkind fühlt sich für die Gefühle und Bedürfnisse seiner Eltern verantwortlich statt umgekehrt. Das ist insbesondere dann der Fall, wenn Kinder mit einem depressiven, süchtigen oder narzisstisch veranlagten Elternteil aufwachsen und der andere Elternteil die Defizite nicht ausgleichen kann (Seite 35). Die eigene Hilfsbedürftigkeit oder die eigenen legitimen Bedürfnisse auszudrücken, ist unter diesen Bedingungen enorm schwer. Das Innere Schattenkind hat zumeist gelernt, damit umzugehen. Es fühlt sich sehr früh erwachsen und lernt, sein Auf-sich-gestellt-Sein als Unabhängigkeit zu schätzen.

Anpassung und Leistungsdruck von frühester Jugend an

Ein weiterer Typus unseres Inneren Schattenkindes scheint, von außen betrachtet, sehr behütet und sogar privilegiert aufzuwachsen. Dieses

Kind steht jedoch von klein an unter einem enormen Anpassungs- und Leistungsdruck. Es fühlt sich nie als »richtig«. Es soll sich von klein an schneller entwickeln, soll schneller laufen oder sprechen können, klüger, sportlicher, hübscher, musischer, ruhiger oder gewandter als alle anderen sein.

Die Liebe der Eltern dieser Inneren Schattenkinder ist an einen oft unausgesprochenen Bedingungskatalog und an ihre exakten Vorstellungen geknüpft, wie ihr Kind zu sein und was es später zu werden hat. Geliebt zu werden, einfach so, wie es ist, muss das Innere Schattenkind schmerzlich vermissen. Und vieles von seiner einmaligen, einzigartigen Persönlichkeit, mit der es ursprünglich auf die Welt gekommen ist, wird ihm abtrainiert. Während das Innere Sonnenkind sagt: »Ich weiß, was ich kann«, »Ich spüre, was mir guttut«, »Ich bin offen für die Geschenke des Lebens«, fällt genau das dem unsicheren Inneren Schattenkind unheimlich schwer.

Alle Typen unserer Inneren Schattenkinder schleppen einen Rucksack voll mit selbstwertschmälernden Erfahrungen, verdrängten Gefühlen und negativen inneren Glaubenssätzen mit sich herum, die, ob offensichtlich oder subtil, Gründe und Auslöser finden, sich im »Hier und Jetzt« wieder bemerkbar zu machen.

Die gute Nachricht: Es ist nie zu spät

Kommen dir Erfahrungen des Inneren Schattenkindes bekannt vor? Dann sei versichert, dass du mit deinen bedrückenden Erinnerungen einen heilsamen Umgang finden und sie auch wieder loslassen kannst: Durch gute Beziehungserfahrungen und durch die liebevolle Zuwendung zum Inneren Schattenkind können wir uns selbst »nach-beeltern« oder im Reparenting – also der haltgebenden, therapeutischen Beziehung – erleben und erlernen, was wir früher gebraucht hätten: liebevolle Zugewandtheit, Sicherheit, Geborgenheit, Fürsorge. Dies wird dir auch helfen, deinen Tinnitus nach und nach zu bewältigen und loszulassen. Im Praxisteil des Buches erfährst du, wie du dabei am besten vorgehst.

4 Schatten der Kindheit und der Tinnitus

Vielleicht fragst du dich jetzt: »Was genau hat nun mein Tinnitus mit meinem Inneren Kind zu tun?« Um dir die Zusammenhänge zu verdeutlichen, wirst du im Folgenden erfahren, wie es einigen meiner Klient*innen gelang, durch das Bewusstwerden und Auflösen frühkindlicher Prägungen einen neuen Umgang mit ihrem Tinnitus zu erlernen. Bleib also neugierig. Die Beispiele können auch dir helfen, den persönlichen Hintergrund deiner Ohrgeräusche zu erkennen und deine Probleme aufzulösen.

Wenn die Ohren dichtmachen

Charlotte arbeitet leidenschaftlich gern in ihrem Beruf als Kinder- und Jugendtherapeutin. Seit zehn Jahren hat sie eine eigene Praxis. Sie kam nach einem Hörsturz mit darauffolgenden Ohrgeräuschen in meine Sprechstunde.

Charlottes Tinnitus nach Hörsturz

Vom HNO-Arzt, erzählt Charlotte, habe sie eine Infusionstherapie und den dringenden Rat erhalten, mal so richtig auszuspannen. Aber genau das fällt Charlotte enorm schwer. Ihr Pflichtgefühl ist sehr stark ausgeprägt. Sie erzählt: »Patienten abzusagen schaffe ich kaum, selbst wenn ich mich krank fühle. Mein schlechtes Gewissen ihnen gegenüber halte ich einfach nicht aus.« Ich frage Charlotte, wie sie bisher mit dem Dilemma umgegangen sei. »Ich schicke meine Bedürfnisse nach Ruhe und Entspannung in die Warteschleife und verlängere allenfalls meine Mittagspause, um mich kurz hinzulegen.« Ihr Problem beschreibt sie so: »Meine Ohrgeräusche empfinde ich mittlerweile meistens als moderat. Mein Hörsturz sitzt mir allerdings noch gewaltig in den Knochen.« Ich möchte von Charlotte wissen, wie sie das mit ihren Ohrgeräuschen so gut hinbekommen hat. Sie erzählt, dass sie ein Buch über Tinnitus gefunden habe, das ihr viel von ihrer Angst genommen habe, und dass sie gerne singe. Sie habe einfach eigene Töne gemacht, die sie dann irgendwie beruhigt hätten.

Ohne sich dessen bewusst zu sein, hat sie beim Singen tiefer geatmet und ihren Körper entspannt. Charlotte hat damit ihren ventralen Vagusnerv aktiviert, der über ihre Stimme für ein Gefühl von Verbundenheit gesorgt hat. Sind wir mit uns selbst oder mit lieben Menschen verbunden, besitzen wir einen wirksamen Gegenspieler zu überbordender Ohnmacht und Hilflosigkeit.

*Charlotte erzählt von ihrer großen Angst, als ihr rechtes Ohr plötzlich taub wurde: »Ich habe es in der Mittagspause bei einem Telefonat mit den Eltern einer Patientin gemerkt. Erst dachte ich, es liegt am Telefon, aber als ich den Hörer ans andere Ohr nahm, konnte ich die Mutter verstehen. Das möchte ich nicht noch einmal erleben. Gerade mir musste das passieren, wo doch Zuhören und Hinhören in meinem Beruf so wichtig sind.« Die Angst wuchs sich zu einer starken Existenzangst aus; Charlotte befürchtete, wegen der Folgen des Hörsturzes nicht mehr praktizieren zu können und damit ihre Patient*innen im Stich zu lassen.*

SCHRITT FÜR SCHRITT

Zumeist ist es am effektivsten, ein Problem nach dem anderen anzugehen. Darum beschäftigen wir uns als Erstes mit Charlottes Existenzangst. Charlotte erzählt: »Ich habe vor dreizehn Jahren endlich einen eigenen Kassensitz bekommen und bin damals zur Hauptverdienerin der Familie geworden.« Der Kassensitz allein hat schon viel Geld verschlungen. Hinzu kam der Kauf der Immobilie – ihrer heutigen Praxisräume, die noch umgebaut und eingerichtet werden mussten. Ich frage Charlotte: »Wo würden Sie Ihre finanzielle Belastung auf einer Skala von eins bis zehn heute einordnen?« Bei diesem Realitätscheck fällt ihr als Erstes ein, dass im Falle einer Erkrankung ihre Rücklagen nur ein halbes Jahr reichen würden. Doch dann zählt sie auf: »Die Kinder studieren nicht mehr, mein Mann verdient auch und den Immobilienkredit haben wir im letzten Jahr schon abbezahlen können.« Charlotte fängt an zu lachen. »Bei vier, würde ich sagen.« Humor ist ein untrügliches Zeichen dafür, dass ein Perspektivwechsel erfolgt ist, der für eine klarere und realistische Einschätzung der Situation sorgt. Oft dauert es leider Monate oder Jahre, bis wir, ausgelöst durch einen sehr hohen Leidensdruck, wie z. B. bei einer Krankheit, in einen solchen Prozess der Selbstreflexion und seelischen Tiefe gehen.

*Charlottes zweites Problem – ihr enormes Pflichtgefühl gegenüber ihren Patient*innen, die sie nicht »im Stich lassen will« – bearbeiten wir mit einer Phantasiereise zu ihrem Inneren Kind. »Innere Reisen« aktivieren andere Teile unseres Gehirns als jene, die aktiv werden, wenn wir uns rein rational und sprachlich mit Problemen auseinandersetzen. So wie wir einem Hasen eine Möhre hinhalten und eben kein Stück Speck, öffnet sich die Tür zu unserem Gefühlshirn (wo sich der »Inneres-Kind-Anteil« unserer Persönlichkeit befindet) nicht über unseren Verstand, sondern über kreative und spielerische Methoden der Selbstreflexion wie Phantasiereisen, innere Bilder oder einen Brief an das Innere Kind.*

CHARLOTTES PHANTASIEREISE ZUM INNEREN KIND

In einer geführten Phantasiereise begegnet Charlotte ihrem Inneren Mädchen. Mit nackten Füßen und im Schlafanzug sitzt es unter einem großen Holztisch, und als Charlotte die Tischdecke hebt, schaut es sie gleichermaßen traurig wie erwartungsvoll an. Charlotte wird sich auf dieser Phantasiereise zum ersten Mal ihres Inneren Kindes – eines Schattenkindes – bewusst. Als die Phantasiereise endet, sitzt es auf ihrem Schoß. Charlotte verspricht ihm, ab jetzt auf es zu achten. So darf ihr Inneres Kind ihr eine Woche später einen Brief schreiben. Dieser Brief spült alte Erinnerungen und Bilder in ihr hoch, von denen sie mir in unseren darauffolgenden Sitzungen erzählt: »Ich habe mich daran erinnert, wie ich als Neunjährige mit einem großen, schweren Wassereimer bewaffnet das Treppenhaus geschrubbt habe.« Ein Nachbar sei die Treppe heruntergekommen und habe gesagt: »Das ist doch viel zu schwer für so ein kleines Mädchen.« Sie habe ihn mit großen Augen angeschaut und geantwortet: »Das mache ich doch immer.« Charlotte habe im Haushalt viel helfen müssen und auch die kleine Schwester sei ihr nicht vom Rockzipfel gegangen, sobald sie ihrer nach der Schule habe habhaft werden können.

Als ich mich erkundige, ob ihre Mutter berufstätig gewesen sei, verneint sie das. Aber ihre Mutter habe ganz oft traurig und abweisend am Küchentisch gesessen und der Vater sei nie da gewesen. Er habe in Schicht gearbeitet. Charlotte: »Ich hatte das Gefühl, das alles tun zu müssen. In meinem Bemühen nachzulassen, das gab's einfach nicht. Dann habe ich sofort ein fürchterlich schlechtes Gewissen bekommen und war nicht mehr stark.«

RESÜMEE

Charlotte hat früher nicht nur Aufgaben übertragen bekommen, die viel zu schwer waren, sie hat zudem die Verantwortung für ihre nicht belastbare, depressive Mutter übernommen – das tun Kinder, um sich die Menschen gewogen zu halten, von denen sie nun mal vollumfänglich abhängig sind. Wir alle haben uns als Kinder den Erwartungen der Erwachsenen auf vielfältige Weise angepasst. Charlottes Kindheitserfahrung hatte sie geprägt. Charlotte hat all die Jahre nicht gewusst, dass es ihr Inneres Kind war, das, sofort tief schuldbewusst und ängstlich, »auf der Matte stand«, auch wenn sie krankheitsbedingt schwächelte und besser zu Hause geblieben wäre. Sie war in dieser Situation voll mit den Glaubenssätzen ihres Inneren Kindes »identifiziert«, wie Therapeuten es nennen. Zukünftig wird sie ihre Entscheidung, ob sie zu Hause bleibt oder nicht, nicht mehr von ihrem Inneren Kind steuern lassen müssen. Sie ist jetzt frei, auf ihren Verstand und die Signale ihres Körpers zu hören und ihr Verhalten zu ändern. Charlotte verspricht ihrem vernachlässigten Inneren Kind, von nun an ein offenes Ohr für seine Bedürfnisse zu haben und sich um es zu kümmern. Ganz wichtig ist dem Inneren Mädchen, nie wieder weggeschickt zu werden, auch dann nicht, wenn andere Kinder zu Charlotte in die Praxis kommen.

Charlotte hat ihre Hörfähigkeit wiedererlangt und ihre Ohrgeräusche sind noch im Beratungsverlauf verklungen. Eineinhalb Jahre nach Beendigung der psychologischen Begleitung erhielt ich eine E-Mail von ihr: »Liebe Frau Nowak, nochmals vielen Dank. Ich habe vor zwei Monaten die Hälfte meines Kassensitzes verkauft – etwas, was für mich zuvor absolut undenkbar gewesen wäre. Mir und meiner ›inneren Göre‹ geht es gut.«

Die Krux mit den Notlösungsstrategien

In der Kindheit helfen sie uns, im Erwachsenenalter schaden sie uns – Notlösungsstrategien. Viele unserer Verhaltens- und Reaktionsweisen bei emotionalen Herausforderungen und in Krisen haben wir bereits in Kindertagen erlernt. Sie haben neuronale Verknüpfungen im Gehirn gebildet und sich als Muster verfestigt. Es ist wie beim Fahrradfahren: Haben wir es erst einmal gelernt, radeln wir im Modus unseres Autopiloten und brauchen nicht mehr zu überlegen, wie Fahrradfahren geht.

Für sich genommen ist dieser automatisierte Schaltplan des Gehirns absolut genial und sehr ökonomisch. Doch eine ganze Reihe dieser automatisierten Bewältigungsstrategien des Inneren Kindes, die dazu da waren, schwierige Situationen zu meistern, wird für uns als Erwachsene zu Problemprogrammen, die uns immer wieder in die gleichen Problemschleifen führen. Sie torpedieren unsere Gesundheit und können verhindern, dass du den Tinnitus gut bewältigen und schließlich ad acta legen kannst. Jedenfalls so lange, bis wir anfangen, uns in wohlwollender Haltung uns selbst und damit unseren inneren, unbewussten Glaubenssätzen (Seite 79) zuzuwenden.

Perfektionismus: Notnagel fürs Selbstwertgefühl?

Ein sehr weit verbreitetes Notlösungsprogramm ist das Streben nach Perfektionismus. Der Same dafür wird bereits in der Kindheit gelegt. Mit einer kleinen Beispielgeschichte von einem Jungen namens Niklas, der so gerne okay sein wollte, möchte ich dir das veranschaulichen und deinen Blick dafür schärfen.

Die Geschichte von Niklas, der gerne okay sein wollte

Niklas spielt vergnügt in seinem Kinderzimmer mit seinem großen Lego-Kran, da fällt von seinem schönen Kran die Kurbel ab. Niklas ist traurig und weint. Er schnappt sich seinen Kran und läuft weinend zu seinem Papa. Reagiert der Vater in diesem Moment einfühlsam, hilfsbereit und tröstend, könnte der kleine Junge eine schöne Sonnenkind-Erfahrung machen. Sagt der Vater hingegen: »Niklas, du machst immer alles kaputt«, »Das solltest du schon längst allein können« oder »Hör sofort auf zu heulen«, dann macht Niklas leider eine traurige Schattenkind-Erfahrung. Sein Bedürfnis nach Trost, Unterstützung und Wertschätzung wird nicht befriedigt und er lernt: »Hilfe zu brauchen ist nicht gut«, »Ich bin zu blöd« und »Traurig sein ist peinlich«. Niklas schämt sich für sein Verhalten und will in Zukunft nicht mehr um Hilfe bitten, sondern alles selbst machen, und das möglichst perfekt. Diese Erfahrung wird im neuronalen Netzwerk des Kindes verschaltet. Macht Niklas diese oder vergleichbare Erfahrungen nur wenige Male, ist es für ihn zwar nicht schön, aber noch gut verkraftbar. Wiederholen sich derartige Erfahrungen der groben Zurückweisung jedoch häufig oder ist Abwertung gar eine Grunderfahrung in dieser Familie, wird sie für ihn immer belastender. Schließlich übersteigen die Zurückweisung und Beschämung das, was ein Kind noch aushalten und psychisch verkraften kann. Es kommt zur Verfestigung der neuronalen Verschaltung im Gehirn.

ALLES SOLL PERFEKT SEIN

Da Niklas, wie wir alle, geliebt werden will, entwickelt er (mehr oder weniger bewusst) eine Lösung. Fortan wird er, d.h. sein Inneres Schattenkind, sein Bedürfnis nach Hilfe und seine Traurigkeit vor den Erwachsenen lieber verbergen und alles ganz allein und das möglichst perfekt machen. Und je öfter ihm das gelingt, desto perfekter wird er darin und desto leichter drückt er diese Gefühle weg. Schließlich spürt er die ungeliebten Gefühle kaum noch. Er hat sie unter großem psychischem Kraftaufwand ins Unterbewusstsein verbannt. So entsteht in ihm das Gefühl, diese Situation kontrollieren zu können. Verdrängen zu können ist für ein abhängiges kleines Kind ein enorm wichtiger seelischer Schutzmechanismus. Er hilft ihm vor drohender Abwertung und Demontage des Selbstwerts. Es schützt seine Würde und bewahrt gleichzeitig die Beziehung zu seinen Eltern, da er mit diesem Elternhaus klarkommen muss. Ein Fünfjähriger kann schließlich noch nicht sagen: »Ich packe meine Koffer und suche mir eine freundlichere Familie, weil ihr mir nicht guttut.«

Niklas' verinnerlichte Glaubenssätze

Jüngere Kinder können von ihrem kognitiven Entwicklungsstand her ihre Eltern noch nicht in Frage stellen. Wenn die Bezugspersonen schroff, abwertend oder strafend reagieren, folgert das Kind, dass mit ihm selbst etwas nicht stimmt, und passt sich an. Es hat ja keine Wahl.

Niklas hat als Kind seine Schlüsse gezogen und wird, bis er erwachsen ist, vermutlich nachfolgende Glaubenssätze seines Inneren Schattenkindes verinnerlicht haben, die ihn heute unbewusst belasten, vielleicht sogar quälen und krank machen können:

- Er will keine Angriffsfläche mehr bieten und nie mehr so verletzt werden. Darum will er keinen Fehler mehr machen, sondern perfekt sein.
- Der zweite verinnerlichte Glaubenssatz hat damit zu tun, dass Niklas, als er Hilfe brauchte, zurückgewiesen wurde. Daher hat er sich unbewusst geschworen: »Ich schaffe alles, und zwar allein.« Mit dieser Kompensationsstrategie geht er permanent über seine Grenzen und setzt sein autonomes Nervensystem unter chronischen Stress.

Da er sich in seiner Familie nicht verletzlich oder vermeintlich schwach zeigen durfte, wird er sich vermutlich auch den Glaubenssatz »Männer, die weinen, sind Schwächlinge« zu eigen gemacht haben.

Bis Niklas erwachsen ist, hat er sich ein dickes Fell zugelegt, seine Ohren auf Durchzug gestellt und sein Verhalten immer weiter in diese Richtung optimiert. Doch diese Schutzprogramme stehen unserem Grundbedürfnis nach Verbundenheit entgegen.

> — Wir können uns selbst liebevoller unterstützen und uns viel freundlicher begegnen, wenn wir uns nach dem guten Grund unseres Verhaltens fragen. Zumeist besteht er in einer seelischen Schutzfunktion. —

Perfektionismus trifft Tinnitus

In meine Praxis kommen überproportional viele erfolgreiche Menschen mit unbewältigtem Tinnitus, Männer wie Frauen von Mitte/Ende 40. Sie haben über die Jahre hinweg nur das Beste aus sich herausgeholt. Menschen, die sich ständig optimiert haben, sei es in ihrem Beruf, beim Sport oder in der Elternschaft. Sie haben funktioniert und brilliert – immer, ob gesund oder krank. Ihr eigenes Wohlergehen haben sie komplett ihren grenzenlosen Ansprüchen an sich selbst untergeordnet. Jedenfalls so lange, bis sie quälende Ohrgeräusche (oft nach mehrfachem Hörsturz) schließlich in meine Praxis führten.

Perfektionismus ist ein zweischneidiges Schwert. Er kann uns zu großen Leistungen und Erfolg führen, uns aber auch regelrecht krank machen. Menschen mit einem ungesunden Perfektionismus haben extrem hohe Ansprüche an sich selbst. Sie stellen Ziele und Standards auf, die ihrem »Ideal-Ich«, also der Idealvorstellung von sich selbst, entsprechen.

Menschen mit gesundem Leistungsstreben können sich selbst viel fehlerfreundlicher begegnen als Perfektionisten, die sich Fehler nicht oder nur sehr schwer verzeihen können. Ihr gesamtes Selbstwertgefühl steht und fällt damit, ob sie mit ihrem Ergebnis zufrieden sind. Doch das Gefühl der Zufriedenheit und des Ankommens am Ziel stellt sich nur selten ein oder verflüchtigt sich schnell wieder. Kaum wurde ein Ergebnis abgeliefert, hätte es doch noch viel besser sein können. Der Mensch mit ungesundem Perfektionismus ist nie mit sich zufrieden. Bereits leise Kritik bereitet ihm Pein und tritt eine Lawine von Selbstzweifeln und Selbstkritik in ihm los. Viele Perfektionisten leiden durch ihren selbsterzeugten Stress unter Tinnitus und kommen sehr schlecht mit ihren Ohrgeräuschen klar.

Wenn Vergleiche zu permanentem Druck führen

Auch ständiges Vergleichen mit dem vermeintlich perfekten Kollegen oder der Supermutter aus dem Kindergarten ist typisch für ungesunden Perfektionismus. Andere Mütter schaffen ihren Alltag spielend: Karriere und zwei Kinder? Kein Problem. Frau X sieht immer top aus. Das verursacht enorm viel Druck.

Sicher, Menschen vergleichen sich seit Menschengedenken. Das ist völlig okay. Es hilft uns, zu erkunden, wo in der sozialen Gemeinschaft wir stehen, und unsere Stärken auszuloten. Kinder wetteifern gern. Voller Begeisterung, aufgeregt und freudvoll erleben und messen sie sich im Spiel.

Sich ständig zu vergleichen, zu kritisieren und abzuwerten ist allerdings etwas anderes. Es ist ein Merkmal dafür, dass dein Inneres Schattenkind hier eine unverheilte Wunde hat. Vielleicht bekam es allzu oft zu hören, dass es sich ein gutes Beispiel nehmen soll an Geschwistern, Klassenkameraden oder irgendjemandem. Oft kommt es vor, dass ein Kind in der Familie ständig gelobt und bevorzugt wird, während das andere häufig kritisiert und in seinem Selbstwert verletzt wird.

Wir alle haben ein tolles Inneres Kind in uns, dem es jedoch manchmal sehr schwerfällt, an sich zu glauben. Vielleicht hat es erlebt, dass es bei einem ersten selbstbewussten und mutigen Versuch nicht ernst genommen oder gar dem Spott preisgegeben wurde.

Extremes Perfektionsstreben: das Hochstapler-Syndrom

Eine Potenzierung des Strebens nach Perfektion liegt dann vor, wenn selbst hochtalentierte Menschen fürchten, jeden Moment als Nichtskönner aufzufliegen. Sie leiden am sogenannten »Hochstapler-Syndrom«. Auch hier bestehen massive Selbstzweifel am eigenen Können und dem eigenen »Richtig- und Kompetent-Sein«. Sie meinen, alles, was sie erreicht haben, war pures Glück. Doch das Glück kann einen, im Gegensatz zum eigenen Können, wieder verlassen.

Hilfe anzunehmen und um Unterstützung zu bitten, erleben Menschen mit einem perfektionistischen Anspruch als blamabel. Darüber hinaus ist für den Perfektionisten die Hilfe anderer nie gut genug. Alles muss er oder sie doppelt und dreifach überprüfen – da kann er oder sie es auch gleich selbst machen.

Perfektionismus hat einen hohen Preis! Permanente Anspannung, Stress bis zum Umfallen, körperliche und seelische Erschöpfung und ein Gefühl der großen inneren Leere können sich einstellen.

> —— Das Leben bietet uns immer wieder Gelegenheiten, Fehler zu machen, klüger zu werden und als Persönlichkeit zu wachsen – selbst dann, wenn wir unsere Komfortzone nur selten verlassen! ——

Das starre Streben nach Perfektionismus wird dadurch am Laufen gehalten, dass die extrem hohen Ziele scheinbar erreichbar sind. Für die Zielverfolgung werden jedoch grundlegende Bedürfnisse wie etwa das nach Schlaf, Nahrung, Ausgeglichenheit, Verbundenheit und innerem Frieden oft extrem vernachlässigt. Bleibt man im perfektionistischen Muster verfangen, hat der aufs Überleben ausgerichtete Organismus schließlich keine andere Wahl mehr, als mit Symptomen wie einem Tinnitus, einem Burnout oder Herzstolpern die Reißleine zu ziehen. Umso wichtiger ist es dann, sich aus diesem »perfektionistischen« Muster des Inneren Schattenkindes zu befreien und im Falle eines Tinnitus einen gelasseneren Umgang mit den Ohrgeräuschen zu erlernen.

Andere Notlösungsprogramme des Inneren Kindes

Weitere Notlösungsprogramme, die ebenfalls zu einem gesundheitlichen Fallstrick werden können, sind z.B. das Helfersyndrom, übermäßiges Harmoniestreben und Probleme damit, gesunde Grenzen zu ziehen. Menschen mit diesen erlernten Notlösungsprogrammen haben eins gemeinsam – sie stellen das Wohl und die Bedürfnisse anderer über das eigene und vermeiden es, Konflikte auszutragen. Dahinter steht die Angst des Inneren Schattenkindes, die Beziehung und Verbundenheit zu gefährden.

Die Notstrategie des »Immer-nett-Seins« wird von Betroffenen auch dann noch angewandt, wenn ihr Körper massiven Stress empfindet und ihnen signalisiert: »Mir ist alles viel zu viel.« Man nennt dieses aus starker Selbstunsicherheit geborene Bewältigungsmuster, das mit starker Unterordnung einhergeht, auch den »Bambi-Effekt«. Auch die Schwierigkeit, Nein zu sagen, und das Aufgeben eines eigenen Wunsches gehören dazu. Auf das Helfersyndrom und ungesundes Harmoniestreben, Verhaltensmuster, die die eigene Authentizität und den Kontakt zu den eigenen Bedürfnissen verhindern, gehe ich hier nicht tiefer ein. Ich komme aber in meinen Fallgeschichten (Seite 54) darauf zu sprechen.

— Ein Nein zu etwas ist gleichzeitig immer ein Ja zu etwas anderem. —

5 Umgehen mit Tinnitus

Wie kommt es eigentlich, dass viele Menschen gut mit ihrem Tinnitus klarkommen, während andere erheblich unter ihren Ohrgeräuschen leiden und sich in ihrer Lebensqualität beeinträchtigt fühlen? Nur wenige wissen, dass nicht die Lautstärke oder Tonqualität des Tinnitus primär den Leidensdruck verursachen, sondern unsere persönlichen Denk-, Fühl- und Handlungsweisen, die sich in unserem individuellen Tinnitus-Krisenmanagement widerspiegeln. Das zeigen Studien ebenso wie meine jahrzehntelangen Erfahrungen mit Tinnitus-Klient*innen.

Wie wir Krisen zu bewältigen versuchen und mit dem Tinnitus umgehen, ist keinesfalls Zufall. Es hat, wie wir wissen, ganz essenziell mit unseren in der frühen Kindheit erlernten inneren Glaubensätzen, unserem Selbstvertrauen und unserem Vertrauen in die Welt zu tun, also mit Persönlichkeitsmerkmalen, die wir in unserer Kindheit ausgebildet haben. Ich möchte dir dazu von einem Ehepaar mit Tinnitus erzählen, das vor einiger Zeit zu mir in die Praxis kam. Beide hatten einen ganz unterschiedlichen Umgang mit ihren Ohrgeräuschen.

Ohrgeräusche: Samuel kommt klar damit, Lena nicht

Lena und Samuel sind ein kinderloses Ehepaar von Mitte vierzig. Lena kommt mit Samuel »im Schlepptau« in meine Praxis. Beide haben Tinnitus, aber nur Lena leidet unter ihren Ohrgeräuschen. »Das verstehe ich nicht«, sagt Lena. Sie ist Technische Zeichnerin, Samuel ein erfolgreicher Ingenieur. Beide haben viel um die Ohren. Lenas Chef kommt mit kniffligen Angelegenheiten prinzipiell nur zu ihr. Auch Samuel ist die »Nummer eins«, wenn es brennt. Er hat viel im Ausland zu tun. Samuel beschreibt, dass ihn seine Ohrgeräusche noch nie wirklich beunruhigt hätten, Lena hingegen macht sich oft Gedanken über ihren Tinnitus und kontrolliert ständig, ob es in ihren Ohren noch brummt. Sie leidet mittlerweile unter Schlafstörungen und Panikattacken.

Ich frage beide, ob sie eine Idee haben, was sie unterscheiden könnte. Samuel, wie aus der Pistole geschossen: »Lena muss dauernd etwas tun. Ich hingegen habe gerne mal Feierabend und meine Ruhe.« Samuel nervt, dass Lena oft noch kurz vor Ladenschluss zum gemeinsamen Großeinkauf »bläst«. »Stimmt«, sagt Lena, »und wenn wir übers lange Wochenende zu meinen Eltern verreisen, fange ich gleich nach der Arbeit mit dem Packen an.« Ihre Eltern leben auf einem Gehöft außerhalb von Hamburg und betreiben Landwirtschaft. Lena fühlt sich dort immer noch sehr heimisch. Sie erinnert sich aber auch, dass ihre Eltern nie ein freies Wochenende gehabt hätten. Sie selbst habe als Kind in den Sommerferien immer zu ihrer Tante nach Sylt fahren dürfen.

Lena nimmt in meiner Praxis am »Basis-Tinnitus-Retraining« teil (du findest es auf meiner Website (Seite 134) im Menü unter »Tinnitus-Retraining-Programm« beschrieben), besucht extern einen Kurs für Autogenes Training und hält mit mir Innenschau. Sie lernt, wie sie ihren Ohrgeräuschen ihre Aufmerksamkeit entziehen und sich an sie gewöhnen kann. In der Fachsprache nennt sich die Gewöhnung »Habituation«. Von zentraler Bedeutung für Lenas Erfolg ist, dass wir ihre bisherigen Habituationshindernisse aufspüren und aus dem Weg räumen.

IMMER UNTER DRUCK

Lena wird bewusst, dass sie selbst nie Ruhe gegeben hat. Stets stand sie vor allem unter mentalem Druck, selbst in ihrem Privatleben, wo es eigentlich keinen Grund dafür gab. Sie beginnt ihr Leben deutlich zu entschleunigen und Korrekturen vorzunehmen. Neuerdings legt sie nach der Arbeit erst mal ihre Füße hoch und trinkt eine Tasse Tee, anstatt erst abends todmüde und völlig überdreht ins Bett zu fallen.

Ihr wird immer klarer, was Samuel und sie unterscheidet: Beide haben einen wirklich anspruchsvollen Job. Doch Samuel entspannt nach getaner Arbeit, er hört gerne Musik und geht regelmäßig joggen. Sport baut wunderbar Stress ab. Lena hingegen hat sich ihr Bedürfnis nach Ruhe und Entspannung nie wirklich zugestanden und die Signale ihres Körpers überhört. Ruhe und Entspannung sind jedoch lebensnotwenige Bedürfnisse. Lenas Stresspegel war sehr hoch und ihre Muskulatur völlig verspannt. Während sie eine Aufgabe erledigte, war sie stets mit dem Kopf schon mit der nächsten beschäftigt.

Im Verlauf unserer Gespräche nimmt Lena immer wieder wichtige Veränderungen in ihrem Alltag vor: »Dieses Mal sind wir nicht gleich nach Feierabend nach Hamburg gefahren, sondern erst am Samstag. Mir ist klar geworden, dass ich lieber eine Verwandte weniger besuche, dafür aber den Freitag zum Packen habe«, erzählt sie. »Auch meine neuen Minipausen und meine Tasse Tee beim Nachhausekommen lasse ich mir von niemandem mehr nehmen, auch nicht von mir selbst. Meine Ohrgeräusche sind wie weg und ich schlafe wieder prima durch. Ich träume sogar.« Ihr Zugang zu ihrer Traumseele war über viele Jahre verschüttet. Lena strahlt übers ganze Gesicht: »Es geht mir richtig gut!«

Samuel möchte, sobald er aus dem Ausland zurück ist, gerne auch ein paar Einzelsitzungen wahrnehmen. Er hat bei sich ein Thema entdeckt, das er auch mal besser verstehen will.

Vom kämpferischen Umgang mit Tinnitus

Menschen mit einem hohen Inneren-Schattenkind-Anteil – wie Lena in unserem Beispiel – haben in ihrer Kindheit ganz wesentlich zwei Glaubenssätze verinnerlicht, die bei der Bewältigung ihrer Ohrgeräusche zum echten »Stolperstein« werden können: »Ich muss immer um alles kämpfen« und »Es wird immer schlimmer«.

Innere Schattenkinder sind daher von klein auf »Kämpfernaturen«. Aus Lebenskrisen steigen sie oft wie Phönix aus der Asche wieder empor. Oft haben sie es im Leben weit gebracht. Darauf können sie zu Recht stolz sein! Doch gerade beim Bewältigen von Ohrgeräuschen ist die Strategie des Kämpfens und des Fokussierens auf die Ohrgeräusche nicht wirksam – denn alles, wogegen wir ankämpfen, bindet unsere Aufmerksamkeit und bleibt in der Wahrnehmung bestehen. Und genau das wollen wir bei unserem Tinnitus doch nicht!

Hilfreich zu Beginn: die Ausschlussdiagnose

Bei frischen Ohrgeräuschen steht die Ursachensuche oft an erster Stelle und eine mit Bedacht gewählte Ausschlussdiagnostik ist absolut sinnvoll, denn es gibt eine Reihe von Tinnitus-Auslösern (neben dem Hauptauslöser Stress), die einfach und schnell abstellbar sind. Bekannt ist beispielsweise, dass ein simpler Ohrschmalzpfropf oder die Einnahme von hohen Dosen Aspirin, aber auch anderen Medikamenten zu Ohrgeräuschen führen können. Auch der Gang zur Zahnärztin oder zum Zahnarzt kann sinnvoll sein. Viele Menschen mit Tinnitus leiden bereits geraume Zeit vor Auftreten ihrer Ohrgeräusche an Bruxismus (Zähneknirschen). Bruxismus ist eine unbewusste Stressbewältigungsstrategie, denn nächtliches Zähneknirschen senkt den Adrenalin- und den Cortisolspiegel im Blut.

Tinnitus-Betroffene mit einem hohen Inneren-Schattenkind-Anteil suchen in der Regel mehrere HNO-Ärzt*innen und Mediziner*innen verschiedenster Fachrichtungen auf. Sie sind quasi überdiagnostiziert, erleben jedoch keinen persönlichen Kompetenzzuwachs und keine Erleichterung bezüglich ihrer Ohrgeräusche. Hintergrund des Ärzte-Hoppings ist, dass kämpferische Innere Schattenkinder unwahrscheinlich schwer akzeptieren können, dass nach Studienlage gegen Tinnitus noch kein Kraut gewachsen ist. Sie hoffen heimlich, es müsse nur die richtige körperliche Diagnose gestellt werden, dann seien ihre Ohrgeräusche eliminierbar. Innere Schattenkinder sind auch höchst verführbar durch clever beworbene Mittelchen und im Internet erhältliche Tinnitus-Apps, die tatsächlich jedoch keine Wirkung bei Tinnitus zeigen. So erleben sie den Tinnitus als immer übermächtiger und sich selbst als immer ohnmächtiger.

Nicht empfehlenswert: Ohrstöpsel

Für jeden Menschen ist es wichtig, seine Ohren vor Lärm und lauten Geräuschen zu schützen. Allerdings ist es völlig kontraindiziert, sich bei einem Tinnitus, der mit einer vorübergehenden Hyperakusis (Lärmempfindlichkeit) einhergehen kann, die Ohren permanent mit Ohrstöpseln zu verschließen. Eine junge Klientin von mir zum Beispiel trug über Monate tagein, tagaus Stöpsel im Ohr und es gab bei ihr keine Tasche mehr,

Völlige Reizarmut tut nicht gut

Blenden wir akustische Reize völlig aus, nehmen wir unserem Gehirn zum einen die Chance, Störgeräusche selbst auszublenden, und zum anderen dreht das Gehirn seinen »Empfindlichkeitsregler« höher. Dadurch reagiert unser Hörsystem immer sensibler und empfindlicher. Einen vergleichbaren Effekt kennen wir von unseren Augen. Stell dir vor, du hast längere Zeit in der Dunkelheit verbracht und trittst ans normale Tageslicht. Das kann sehr unangenehm sein, da die Augen Zeit brauchen, sich wieder an die normale Helligkeit zu gewöhnen.

in der sie nicht einen kleinen Vorrat davon hatte. Sie legte damit ihr ganzes Sozialleben lahm. Wie gesagt, Tinnitus kann (muss aber nicht) mit einer vorübergehenden Lärmempfindlichkeit einhergehen. Diese lässt in der Regel nach einiger Zeit von allein wieder nach.

Verklingen die Ohrgeräusche nicht, übernimmt das immer panischer werdende Innere Schattenkind zusehends das Zepter. Wie Don Quijote kämpft es, koste es was es wolle, gegen Windmühlen und hält so sein Erwachsenen-Ich mit schier nicht enden wollenden Internetrecherchen und Behandlungsversuchen auf Trab.

Herr M.: Übertriebener Aktionismus ist nicht hilfreich

Mein früherer Klient, Herr M., führte, getrieben durch sein eilfertiges Inneres Schattenkind, einen erfolglosen Kampf gegen seinen Tinnitus mit mehreren enttäuschenden Behandlungsversuchen: Obwohl Herr M. sich noch mitten in einer psychologischen Tinnitus-Studie befand, rief er mich an, um sich schon mal einen Platz in meiner Praxis zu sichern. Sein Erwachsenen-Ich konnte sein übermächtiges Inneres Schattenkind und dessen übertriebenen, blinden Aktionismus einfach nicht eingrenzen. Um Einfluss auf sein Inneres Schattenkind nehmen zu können, hätte Herr M. zunächst einmal sein Verhalten und seine Emotionen reflektieren müssen.

Das Innere Schattenkind von Herrn M. schleppte seit Kindertagen eine unverheilte seelische Wunde mit sich herum, die sich am deutlichsten in zwei seiner Kernglaubenssätze zeigte: »Ich werde immer benachteiligt« und »Kein Mensch sieht, wie schlecht es mir geht«. Bezeichnenderweise litt Herr M. ausgerechnet unter Tinnitus und Schwerhörigkeit, die, anders als unzählige andere Krankheiten, weder ansteckend noch äußerlich sichtbar sind. Er war mit schwachem und geschwächtem Selbstwertgefühl in einen bitteren Kränkungskonflikt mit seinem in der Tat völlig ignoranten Chef geraten.

— Reflektieren bedeutet, dich mit einer gewissen Distanz selbst zu beobachten, dir wohlwollend bewusst zu werden, was du denkst und fühlst, so dass du erkennen kannst, welche Bedürfnisse du mit deiner Strategie zu erfüllen versuchst. Dazu ist es unabdingbar, zunächst einmal innezuhalten. —

Schließlich erschöpft sich der Kampfgeist des Inneren Schattenkindes und schlägt in Resignation um. Hoffnung vor jedem Behandlungsanlauf und die Desillusionierung danach – also vergeblich vertraut zu haben und enttäuscht zu werden – ist dem Inneren Schattenkind bereits aus ganz frühen Beziehungserfahrungen sehr vertraut. Wieder bewahrheiten sich im Leben des Inneren Schattenkindes seine Überzeugungen: »Es lohnt sich nicht, um Hilfe zu rufen« und »Ich schaffe es einfach nicht«. Die tief verdrängte unerfüllte Sehnsucht des Inneren Schattenkindes, es möge doch endlich jemand oder zumindest eine App kommen, um ihm zu helfen und es zu retten, wird schmerzlich ins Bewusstsein des Erwachsenen-Ich gespült. Identifizieren wir uns voll mit unserem Inneren Schattenkind, so fühlen wir uns hilflos und abhängig wie als Kind und wollen einfach verarztet werden.

Stress führt zu Denkblockaden

Das Innere Schattenkind unternimmt wirklich sehr viel, um seine Ohrgeräusche loszuwerden, jedoch sehr viel vom Gleichen. In verzwickten Situationen, wenn die Lösung so gar nicht in Sicht kommen will und unser Denken (im dorsalen Vaguszustand, Seite 29) blockiert wird, kennen wir diesen Mechanismus übrigens alle: Hast du schon mal deinen Haustürschlüssel verlegt? Ich schon. Und hast du dann x-mal die Fächer deiner Tasche durchwühlt und bist x-mal zu dem Platz gegangen, an dem der Schlüssel sonst immer liegt? Nur, um ihn dann, als du endlich aufgegeben hast, ganz nebenbei auf dem Waschbeckenrand in deinem Badezimmer liegen zu sehen, wo er die ganze Zeit über gut sichtbar lag. Stehen wir unter Stress, ist unser dorsaler Vagus erregt und wir reagieren schließlich aus einem Tunnelblick heraus (und nehmen andere Möglichkeiten nur schwer wahr).

Dazu ist unser vertrauensvolles und selbstbewussteres Inneres Sonnenkind viel eher in der Lage als unser unsicheres Inneres Schattenkind. Kommt das Innere Sonnenkind mit seinem Tinnitus allein nicht weiter, holt es sich psychologische Hilfe an seine Seite, fast so selbstverständlich, wie wir einen Handwerker holen, wenn wir mit der kaputten Wasserleitung in der Küche allein nicht klarkommen. Für unser Inneres Schattenkind ist das so eine Sache. Man ist doch schließlich nicht »verrückt«. So dachte auch eine meiner Klientinnen, Frau W., bis ihre quälenden Ohrgeräusche sie schließlich in meine Praxis führten. Frau W. hatte zu diesem Zeitpunkt bereits mehrere Jahre lang allein ihre Mutter gepflegt. Ihr innerer Kernglaubenssatz lautete: »Es muss ja sein ...« Eine kleine Auszeit, für die sie ihre Geschwister um Hilfe hätte bitte können, war für sie aus vielerlei Gründen bis dahin einfach nicht in Frage gekommen. Andere Menschen argumentieren mit ihrer Firma, ihrem Bauernhof, dem harten Konkurrenzkampf. Sie seien einfach unentbehrlich. Es gehe gerade nicht.

Ein »innerer Sklaventreiber« tut bei Tinnitus nicht gut

Großes Engagement und Fülle, die sich in Form von Erfolg und finanziellem Wohlstand zeigt, sind etwas ganz Wunderbares, allerdings nur dann, wenn darüber die innere Erfüllung und die Lebenslust nicht auf der Strecke bleiben. Erst wenn wir beide Säulen – also äußeren Wohlstand und seelische Erfüllung – vereinen, können wir ein wirklich glückliches Leben führen.

Menschen mit einem »inneren Sklaventreiber« stecken jedoch zumeist den Kopf in den Sand. Sie fragen sich nicht, wohin sie ihre Getriebenheit führt, und beschönigen ihren Gesundheitszustand, obgleich sie mit ihrem Tinnitus sprichwörtlich schon »aus dem letzten Loch pfeifen« – sich also der Kernglaubenssatz ihres Schattenkindes (»Es wird immer schlimmer«) erneut bewahrheitet. Viele Schattenkinder geraten primär durch ihre unglückseligen Lösungsversuche und das Festhalten an der Vorstellung, der Tinnitus müsse verschwinden, bevor sie ihres Lebens wieder froh würden, in eine Form des dekompensierten, d.h. nicht bewältigten Tinnitus. Doch unrealistische Hoffnungen wirken toxisch!

ABER ES GIBT ABHILFE! Ein dekompensierter Tinnitus lässt sich je nach Schweregrad mit kompetenter ambulanter oder stationärer psychologischer Unterstützung in eine kompensierte Form zurückführen, mehr noch, der Tinnitus kann, ohne dass er verklingen muss, überhörbar werden. Das sollte dein ängstliches und misstrauisches Inneres Schattenkind unbedingt erfahren!

Glaubenssätze des Inneren Schattenkindes

Zunächst: Es gibt positive wie negative Glaubenssätze, mit denen unsere engsten Bezugspersonen, also Papa, Mama, Großeltern, Erzieher oder Lehrer, in unserer Kindheitsphase auf uns eingewirkt haben. Unbewusst übermittelte negative Glaubenssätze beeinflussen die Gefühle, Entscheidungen und Verhaltensweisen unseres Erwachsenen-Ichs »heimlich«. Daher ist es so wichtig, sich ihrer bewusst zu werden. Nur was uns bewusst ist, kann uns nicht mehr unterschwellig einschränken oder gar boykottieren.

NEGATIVE GLAUBENSSÄTZE

- Immer geht alles schief.
- Keiner mag mich.
- Man mag mich nur, wenn ich …
- Ich muss immer aufpassen.
- Wer um Hilfe bittet, ist schwach.
- Jetzt ist schon alles egal.

- Ich muss lieb sein.
- Ich muss perfekt funktionieren.
- Wenn ich es nicht richtig gut machen kann, lasse ich es lieber bleiben.
- Ich bin egoistisch, wenn ich Wünsche habe.
- Ich muss erst ganz viel geben, sonst bekomme ich nichts.
- Ich muss immer aufpassen, was ich sage.
- Ich bin ja selbst schuld.
- Ich darf nicht Nein sagen.
- Ich darf niemanden enttäuschen.
- Ich muss ganz viel geben, bevor ich etwas bekomme.
- Wenn ich das nicht mache, macht es keiner.
- Wenn die anderen wüssten, wie es in mir aussieht …
- Ich bin nur etwas wert, wenn ich helfe und etwas leiste.
- Man bekommt im Leben nichts geschenkt.
- Ich mag keine Überraschungen, alles soll immer so bleiben, wie es ist.
- Ich bin Opfer meiner Probleme, wenn mir keiner hilft.
- Ich muss immer kämpfen.
- Besser, ich zeige mein Gefühl nicht.
- Wenn ich einen Fehler mache, ist das unverzeihlich.
- Es wird immer schlimmer.

Es gibt aber auch negative innere Glaubenssätze mit positiver Auswirkung. Sie können anspornen und den Ehrgeiz wecken nach dem Motto »Jetzt erst recht«.

Die Sichtweise des Inneren Schattenkindes

Es gibt klare Merkmale, an denen du erkennen und spüren kannst, ob du bezüglich deiner Ohrgeräusche gerade durch die Zerrbrille deines Inneren Schattenkindes schaust.

In diesem Modus erscheinen dir deine Probleme unheimlich schwer lösbar. Es gehen dir viele negative Gedanken durch den Kopf, die in

Millisekunden negative Gefühle auslösen. Vermutlich fühlst du dich hilflos, verunsichert, wütend und traurig, vielleicht sogar minderwertig und völlig ohnmächtig. Identifizieren wir uns mit unserem Inneren Schattenkind, kann unser Erwachsenen-Ich durch Anstrengung oder Druck kaum Einfluss darauf nehmen. Das Erwachsenen-Ich versucht zwar die Kontrolle zu behalten, doch die Gefühle unseres Inneren Kindes (wie z.B. Angst) lösen in uns Reaktionen aus, bevor wir den »Fuß in die Tür bekommen«.

Wenn du dich deinem Inneren Schattenkind bewusst und mit Selbstempathie zuwendest, etwa mit einer Phantasiereise, einem Brief oder konkreten Fragen an das Schattenkind, erreichst du es fühlend. Je offener es sich dir zeigt, desto stimmiger und leichter wird dein Leben, weil ihr dann ein Team werdet und es dich nicht mehr heimlich beeinflusst, um dich unnötig zu schützen.

Manchmal zeigt sich das verletzte Schattenkind nicht sofort. Das ist völlig okay. Dann ist es (noch) ein wenig verängstigt oder ungläubig und will lieber am Vertrauten festhalten. Tatsächlich sind unsere neuronalen Verschaltungen im Gehirn auf Vertrautes konditioniert. Das gibt ein Gefühl der Sicherheit.

Bei Angst kontrahiert sich übrigens unsere Muskulatur. Dann ziehen wir sprichwörtlich den Kopf ein und verspannen die Hals- und Schultermuskeln. Darum ist bei Tinnitus die Unterstützung deines Körpers mit einem entspannenden Körperverfahren wie Yoga oder Rebalancing-Massagen so wichtig.

> —— Manchmal schafft man es einfach nicht allein, dann tut es gut, sich einzugestehen, dass man Hilfe braucht, und sich dann auch welche zu holen! ——

Wo kannst du Hilfe bekommen? Ich denke da an jemand Fachkundigen, der dir ein »Leiterchen« hinab in den tiefen Trampelpfad deiner neuronalen Spur stellt und dir hilft hinaufzuklettern. Hier oben ist der Blick viel

Stressoren in der Kindheit prägen uns

In wissenschaftlichen Studien wurde nachgewiesen, dass Kinder, die bereits in den ersten Lebensjahren hohem Stress ausgesetzt waren, ihr Leben lang eine erhöhte Ausschüttung von Stresshormonen aufweisen[11]. Diese Erfahrungen macht sie auch als Erwachsene sehr anfällig für Stressoren. Sie reagieren heftiger und empfindlicher – meiner Meinung nach auch auf den Stressor Tinnitus, der anfänglich zumeist mit einem starken Gefühl des Kontrollverlustes einhergeht.

weiter und du kannst neue heilsame Wege im Umgang mit deinem Tinnitus ausprobieren. Dem Inneren Schattenkind tut es übrigens unwahrscheinlich wohl, wenn man es nicht drängt. Es braucht einfach ein bisschen mehr Zeit, um sich sicher zu fühlen.

Vielleicht mag dein Inneres Schattenkind erst einmal schauen, wie sein Geschwister – das Innere Sonnenkind – mit dem Tinnitus umgeht, denn es ist sehr erfolgreich darin.

Vom befreienden Umgang mit Tinnitus

Selbstverständlich sind auch selbstbewusste Menschen mit einem hohen Inneren-Sonnenkind-Anteil nicht vor einer Lebenskrise oder einem Tinnitus gefeit. Sind sie von Tinnitus betroffen, gehen sie jedoch schlichtweg souveräner damit um und bewältigen die gesundheitlichen Herausforderungen leichter.

Weniger Arztbesuche

Auch für Innere Sonnenkinder mit frischen Ohrgeräuschen ist die HNO-Praxis die erste Anlaufstelle. Die Ärztin oder der Arzt schaut sich deinen Gehörgang an, macht in der Regel einen Hörtest und eine Tinnitus-Messung. Dafür werden dir Geräusche ins Ohr gespielt und so lange verändert, bis du sagst: »So hören sich meine Ohrgeräusche an.« (Ich selbst bin davon überzeugt, dass Ohrgeräusche sehr subjektiv und situativ wahrgenommen werden und dass die Messsituation selbst die Wahrnehmung des Tinnitus bereits beeinflusst.)

Die Behandlung selbst besteht zumeist in einer Infusionstherapie, einer begrenzten Krankschreibung und dem Rat, ein paar Tage »offline« zu gehen. Menschen mit hohen Inneren-Sonnenkind-Anteilen nehmen diesen Rat an. Beim frischen Tinnitus, also in den ersten drei Monaten, stehen die Chancen für eine Spontanheilung gut. Du brauchst bei subjektiven Ohrgeräuschen somit nach der HNO-ärztlichen Abklärung nichts weiter zu tun, als dich zu beruhigen, gut für dein allgemeines Wohlbefinden zu sorgen und etwas Geduld aufzubringen! Jedes Organ unseres Körpers besitzt ein Selbstheilungsprogramm, das dann wirksam werden kann, wenn wir stressmäßig einen Gang herunterschalten und unser autonomes Nervensystem in den heilsamen ventralen Vagus-Modus schaltet.

> —— »Glücklich ist, wer vergisst, was nicht mehr zu ändern ist.« ——
>
> Aus der Operette »Die Fledermaus« von Johann Strauss

Innere Sonnenkinder unternehmen durchschnittlich ein bis maximal drei Anläufe zur ursächlichen Ausschlussdiagnostik bzw. seriöse Behandlungsversuche zur Linderung. Es gibt bis heute definitiv keine Medikamente – auch keine Zauberbehandlung – zur Heilung von Tinnitus. Auch keine Therapie, die verhindern könnte, dass der Tinnitus möglicherweise chronisch wird. Doch keine Sorge, du kannst lernen, einen chronischen Tinnitus völlig auszublenden. Wie, das erfährst du dann im Praxisteil dieses Buches ab Kapitel 6.

Lerne, die Ohrgeräusche zu akzeptieren

Erfüllt sich die Hoffnung auf das Verklingen des Tinnitus nicht, lässt das Innere Sonnenkind seine Ohrgeräusche schließlich in Frieden und beginnt, sich mit dem Gedanken anzufreunden, seinen Tinnitus akzeptieren zu lernen. Schon allein diese Entscheidung bewirkt, dass sich der Tinnituslaut merklich verringert, weil dadurch der mentale Stresspegel sinkt – unproduktive Gedanken rauben sehr viel Zeit, Energie und auch unsere Konzentrationsfähigkeit. Mit der Entscheidung für die Akzeptanz schafft das Sonnenkind die beste Voraussetzung dafür, die vier natürlichen Etappen zur Verabschiedung seiner Ohrgeräusche zu durchlaufen (Seite 92).

Es hadert nun gedanklich nicht mehr mit der Situation. Bedauerliche Dinge geschehen im Leben nun einmal. Es fühlt sich nicht mehr als Opfer und das parasympathische Nervensystem schaltet in den Entspannungsmodus um.

Viele Innere Sonnenkinder durchlaufen die vier Etappen zur Verabschiedung ihrer Ohrgeräusche, ohne sie vorher gekannt zu haben, andere mit nur wenigen Stunden psychologischer Beratung zur Selbsthilfe in einer Praxis wie der meinen. Gelingt es dem Gehirn noch nicht, den Tinnitus auszublenden, ist es oft mit anderen Stressoren aus dem beruflichen oder privaten Alltag ausgelastet, die sich schon seit längerem in eine ungesunde Richtung entwickeln. Stress und Tinnitus können dann in einen regelrechten Teufelskreis münden. Dann lade ich meine Klienten ein, offen mit mir über diese Herausforderungen zu sprechen mit dem Ziel, die Zusammenhänge mit ihren Ohrgeräuschen zu erkennen und gemeinsam Lösungen zu entwickeln, die ihnen guttun.

Das Innere Sonnenkind besitzt ein Urvertrauen

Das Innere Sonnenkind ist von klein an gewöhnt, Menschen zu vertrauen, und hat gute Erfahrungen damit gemacht. Es spürt keine Scheu, mit der Therapeutin über seine persönlichen Probleme zu sprechen. Es kommt sich dabei auch nicht klein, schwach oder dumm vor. Entsprechend seinem inneren Glauben (»Wenn ich Hilfe brauche, bekomme ich sie auch«) muss es gar nicht alles allein schaffen.

Nach nur wenigen Wochen geht es dem Inneren Sonnenkind seelisch und körperlich bereits wieder viel besser. Seine Lebensqualität wird nicht mehr sonderlich vom Tinnitus tangiert, entweder weil er wieder verklungen ist oder weil das Sonnenkind inzwischen gelernt hat, die Ohrgeräusche weitgehend aus seiner Wahrnehmung auszublenden.

Zudem nutzt es den Tinnitus wie einen Seismographen. Erlebt es die Ohrgeräusche mal lauter, ist das für das Innere Sonnenkind ein wichtiger Hinweis darauf, seinen Stresspegel zu senken. Es legt beispielsweise die To-do-Liste für heute beiseite und gönnt sich Entspannung – ganz gleich, wie viel für diesen Tag noch auf seiner Agenda steht. Der Kernglaubenssatz des vertrauensvollen Inneren Sonnenkindes »Zum Schluss wird alles wieder gut« bewahrheitet sich erneut. Vielleicht nicht im Sinne seiner ursprünglichen Hoffnung, die sich nach Ausloten der Möglichkeiten als unrealistisch herausgestellt hat, sondern als Hoffnung mit Kurs auf ein gelingendes und glückliches Leben – trotz Tinnitus.

Glaubenssätze des Inneren Sonnenkindes

Nachfolgend möchte ich dir selbstverständlich auch einige positive Glaubenssätze des Inneren Sonnenkindes vorstellen. Ich bin sicher, den ein oder anderen dieser inneren Glaubenssätze trägst auch du in dir. Denn logischerweise haben wir immer sowohl negative als auch positive Glaubenssätze verinnerlicht, allerdings je nach Persönlichkeit in sehr unterschiedlicher Gewichtung.

- Ich bin liebenswert.
- Ich bin klug.
- Man meint es gut mit mir.
- Ich schaffe das.
- Ich darf meine Meinung offen sagen.

- Ich darf mich umentscheiden.
- Aus Fehlern wird man klug.
- Ich darf spüren, was mir guttut und was nicht.
- Es ist okay, neugierig zu sein.
- Es macht Spaß, Neues auszuprobieren, und ich darf mich umentscheiden.
- Ich darf Stopp sagen.
- Ich darf Nein sagen.
- Wenn ich Hilfe brauche, bekomme ich sie.
- Meine Bedürfnisse sind genauso wichtig wie die der anderen.
- Wenn ich traurig bin und weine, darf man das sehen.
- Ich bin kein Alleskönner.
- Es gibt immer wieder Dinge, die mir schwerfallen und mir Mühe bereiten.
- Zum Schluss wird alles wieder gut.

Diese sieben starken Wesensmerkmale helfen dem Inneren Sonnenkind bei der Bewältigung seines Tinnitus:

1. Innere Sonnenkinder haben in ihrem Leben schon immer über eine altersentsprechende Entscheidungs- und Gestaltungsmacht verfügt und sich im eigenen Handeln oft als stark und wirksam erlebt. Der Tinnitus berührt bei ihnen – anders als beim Inneren Schattenkind – keine alten, tief verdrängten Gefühle des Kontrollverlustes und der Ohnmacht.
2. Beim Inneren Sonnenkind gibt es neben belastenden Situationen in seinem Leben unzählige Situationen, in denen seine Bedürfnisse geachtet und erfüllt wurden. Daraus resultiert seine solide Frustrationstoleranz mit einem weiten Stress-Toleranz-Fenster. Innere Sonnenkinder haben auch die Erfahrung gemacht, dass manche anfänglich enttäuschende Situationen sich später in Luft aufgelöst haben, da sich befriedigende Alternativen und Wahlmöglichkeiten ergeben. Beispiel: Wenn ich nicht zu meinem Freund kann, dann spiele ich eben allein oder Mama liest mir etwas vor.

3 Das Innere Sonnenkind fühlt sich nur ganz selten als Opfer der Umstände. Es ist bereit, seinen Anteil am Geschehen zu reflektieren und zu verantworten, und kann zu Fehlern stehen. Es bleibt nicht auf ein unrealistisches Ziel fixiert und verwendet dann auch keine geistige, gedankliche oder materielle Energie mehr darauf.

4 Das Innere Sonnenkind besitzt taugliche Strategien, um schwierige Lebenssituationen ohne anhaltende Beeinträchtigung zu überstehen, und es fängt sich relativ schnell wieder. Es hat eine hohe Resilienz (Widerstandskraft). Wir kennen das alle: Manchmal machen uns stressende Situationen mehr und manchmal viel weniger aus. Sind wir beispielsweise verliebt, stresst uns fast gar nichts, da unser Glückshormon Oxytocin, der Gegenspieler von Cortisol, ansteigt. Interessanterweise bilden Kinder, die sich geliebt und umsorgt fühlen, vermehrt das »Kuschelhormon« Oxytocin, wodurch sie sich entspannt fühlen. Oxytocin wird vor allem bei viel Körperkontakt freigesetzt. Es wirkt auch, wenn du deinen Hund oder deine Katze streichelst.

5 Das Innere Sonnenkind hat durch die Verbindung mit haltgebenden Bezugspersonen die wichtigen seelischen Kompetenzen der Selbstberuhigung entwickeln können, die es jetzt beim Tinnitus nutzt. Eigene negative Gedanken werden wirksam eingedämmt und es wird nicht von Panikgefühlen davongetragen.

6 Das Innere Sonnenkind hat ein positives Selbstbild und ein ausgeprägtes Kohärenzgefühl, d. h. das Gefühl, die Dinge um sich herum verstehen zu können, mit ihnen umgehen zu können und einen Sinn in ihnen zu erkennen Das Kohärenzgefühl entwickelt sich vor dem zehnten Lebensjahr und sollte sich im weiteren Leben nicht mehr grundsätzlich verändern.

7 Selbstverständlich sind auch Innere Sonnenkinder mal verzagt. Das kann gar nicht anders sein! Doch das Innere Sonnenkind akzeptiert: Ein Leben ohne Krisen gibt es nicht. Durch die bewusste Auseinandersetzung mit der Tinnitus-Krise und deren Überwindung wird sein Selbstbewusstsein sowie sein Selbstvertrauen aufs Neue gestärkt.

Glaubenssätze wahrnehmen, enttarnen und umwandeln

Ich möchte dir zur Einstimmung in die Beschäftigung mit deinen inneren Glaubenssätzen diese kleine Geschichte erzählen:

Die kleinen Eisbären

Ein neuer ambitionierter Zoodirektor übernahm die Leitung des Safari-Parks in San Diego. Bei seiner ersten Inaugenscheinnahme des riesigen Geländes blieb er lange vor dem Gehege der Eisbären stehen. Er bedauerte diese majestätischen Tiere, eingesperrt auf einem Gelände von 15 mal 15 Metern, und beschloss, ein neues, prächtiges Freigehege für sie bauen zu lassen. Es sollte ein Prestigeobjekt für den Zoo werden.

Die Bauarbeiten wurden bald aufgenommen und nach mehreren Monaten war es so weit. Alle waren sie gekommen: die Presse, die politischen Größen der Stadt und die Förderer des Zoos, um dabei zu sein, wenn die Eisbären ihr großes neues Revier in Besitz nehmen würden. Die Fotoapparate gezückt, standen sie bereit, als die alten Gitter fielen. Gleich würden sie loslaufen! Doch nichts geschah. Schließlich setzten sich die Eisbären in Bewegung: 15 Meter hin, 15 Meter zurück mit einem Brüllen, furchterregend schön.

Die Besucher waren völlig verwundert und schließlich fragte der Bürgermeister den Wärter der Eisbären, warum diese nicht in das freie Gelände liefen.

»Die Eisbären kamen in den Zoo, als sie noch ganz jung waren, oder wurden hier geboren«, erklärte der Wärter, »und sie glauben nicht daran, dass die Welt größer als 15 Meter auf 15 Meter ist.«

Ebenso wie die Eisbären glaubten, die ganze Welt sei nur 15 Meter auf 15 Meter groß, haben wir, bis wir erwachsenen sind, unzählige Glaubenssätze verinnerlicht und wissen nicht mehr, dass es sich dabei nicht um Tatsachen handelt, sondern lediglich um die subjektive Meinung oder die Ansichten unserer Eltern, also nur eine Meinung im Meer von Tausenden. Es liegt an dir, dich von deinen negativen Glaubenssätzen zu befreien. Am besten, du gehst in drei Schritten vor:

Schritt 1: Negative Glaubenssätze bewusst wahrnehmen

Der erste Schritt besteht darin, Interesse für deine eigene Lebensgeschichte aufzubringen und dir selbst Fragen zu stellen, mit denen du dich an das Kind erinnerst, das du einmal warst. Welches Grundgefühl trägt es in sich? Welche schmerzlichen Erfahrungen hat es gemacht? Was sind deine Glaubensätze? Du kannst dazu die Glaubenssätze des Inneren Schattenkindes, gerne aber auch die des Inneren Sonnenkindes (Seite 79) in aller Ruhe noch einmal lesen und in dich hineinhorchen: »Was kenne ich von mir selbst?« Vielleicht möchtest du die Liste auch noch ergänzen.

Schritt 2: Negative Glaubenssätze enttarnen

Immer wenn sich ein »negativer« Glaubenssatz als innere Stimme in dir bemerkbar macht, ist es gut, sie zu hören, dir aber auch ruhig die Frage zu stellen: »Ist das wirklich wahr?« Mach dir klar, dass es sich bei inneren Glaubenssätzen zum einen lediglich um die subjektiven Ansichten deiner frühen Bezugspersonen über dich und die Welt handelt. Also um Interpretationen, die oft viel mehr über die Bezugsperson selbst ausgesagt haben als über dich. Zum anderen können sich in unsere Geschichte über uns selbst auch falsche Details eingeschlichen haben. Aus der Hirnforschung weiß man, dass das, was Menschen rückblickend über sich und ihre Welt erzählen, oft vom aktuellen physiologischen Zustand des

Vagussystems abhängt. Das bedeutet, je nach Balance unseres autonomen Nervensystems sind uns eher freundliche Erinnerungen oder die unfreundlichen und belastenden Erinnerungen näher. Horch jetzt einfach auf jene Glaubenssätze, die dich unter Stress setzen, dich an der Bewältigung deines Tinnitus hindern, dein Selbstbewusstsein oder gar deine Lebensfreude schmälern.

Schritt 3: Negative Glaubenssätze umwandeln

Hierzu ein persönliches Beispiel: Als die Idee zu diesem Buch entstand, hörte ich in mir den Glaubenssatz: »Du solltest dieses Buch lieber nicht schreiben.« Dann stellte ich mir, vor wie mein Inneres Mädchen auf meinem Schreibtisch sitzt und auf meinen Laptop blickt. Es blickte düster drein, da es sich daran erinnerte, wie die Lehrerin ihm beim Aufsatzschreiben mit dem Lineal auf die Finger hauen wollte und ihr eine schlechte Note gab. Warum? In der zweiten Klasse sollten wir einen Aufsatz über unser schönstes Ferienerlebnis schreiben. Anstatt den Aufsatz aufs Papier zu bringen, hatte ich mein schönstes Ferienerlebnis gemalt. Mein Bild hatte lediglich der Untermalung dienen sollen, da ich die Ostsee so schön fand und meine Sandburg mit meinem Papa darin. Darüber muss ich völlig die Zeit vergessen haben. Und plötzlich war die Schulstunde um.

So bin ich mit dem blockierenden inneren Glaubenssatz umgegangen: Ich nahm mir Zeit für meine Schattenkind-Erfahrung, die über mein Buchvorhaben wieder in mein Bewusstsein zurückgekehrt war, und verspürte viel Mitgefühl mit meinem verletzten Inneren Mädchen. Auch ärgerte ich mich über die gewaltvolle Reaktion dieser Lehrerin. Durch die verständnisvolle Zuwendung meines Erwachsenen-Ichs zu diesem inneren Schattenkind-Anteil habe ich mich »nachbeeltert" (Seite 52) und der uralte verunsichernde Glaubenssatz hat seine Macht verloren. Jetzt konnten mein erfahrenes Erwachsenen-Ich und mein kreatives Inneres Mädchen das Buchprojekt gemeinsam, freudvoll angehen.

SO BEGINNT VERÄNDERUNG Innere alte Glaubenssätze wahrzunehmen, sie zu hinterfragen und zu transformieren (umzuformulieren), bildet die essenzielle Grundlage für die gewünschte Veränderung. Dein Erwachsenen-Ich kann sich dann frei für neue, kraftvolle und positive Glaubenssätze entscheiden, die den Weg zu neuen Erfahrungen frei machen.

Vielleicht möchtest du es gleich mal ausprobieren? Dann formuliere jetzt einen deiner alten Glaubensätze um. Achte bitte darauf, ihn positiv zu formulieren.

Ich gebe dir ein Beispiel: Anstatt zu schreiben: »Ich darf nicht Nein sagen«, formulierst du: »Ich entscheide selbst, wozu ich Ja oder Nein sage.« Das heißt, du schreibst das auf, was du zukünftig sein oder tun willst, anstelle dessen, was du nicht mehr sein oder tun willst! Du verzichtest also auf jegliche Form von Verneinungen.

Dein Unterbewusstsein kann mit Verneinungen nichts anfangen. Das gilt auch bei Sätzen über deine Ohrgeräusche. Ein Beispiel: »Ich möchte meine blöden Ohrgeräusche nicht mehr hören.« Dein Unterbewusstsein versteht jedoch: »Ich möchte meine blöden Ohrgeräusche hören.«

Dein Gehirn reagiert sofort und zoomt sie heran, damit dir keines deiner Ohrtönchen entgeht. »Ich wünsche mir innere Ruhe und Gelassenheit« wäre hingegen eine positive und somit wirksame Formulierung, ebenso: »Mein Tinnitus ist nur ein Ton.« Dieser simple Satz hat schon vielen meiner Klienten geholfen, ihre Ohrgeräusche in ihrer negativen Bedeutung stark zu relativieren und sie von ihrem prominenten Platz in ihrem Leben zu vertreiben.

6 Was du tun kannst und was hilft

Willkommen im praktischen Teil! Nachdem du nun viel über deine tiefer liegenden Stressoren, die Polyvagal-Theorie und die (Schutz-)Strategien deines Inneren Kindes erfahren hast, kommen wir jetzt zum zweiten Teil des Buches. Hier finden die neuen Erkenntnisse aus der Hirnforschung über Stress ganz praktische Anwendung für eine gelingende Tinnitus-Bewältigung.

Du bekommst von mir alltagstaugliche Übungen, praktische Tipps, hilfreiche Inspirationen sowie neue Perspektiven an die Hand. Die Übungen nehmen dir das Gefühl der Ohnmacht und unterstützen dich dabei, den Tinnitus auszublenden. Sie sind Balsam für Körper und Seele und helfen deinem autonomen Nervensystem, in die Regulation zu finden – also in jenen ausbalancierten Zustand, in dem wir Sicherheit erleben und viel besser mit Belastungen zurechtkommen. In diesem ventralen Vagus-Zustand ist (Selbst-)Heilung möglich.

Ebenso findest du in diesem Anwendungskapitel viele motivierende Erfahrungen von Betroffenen, die ihren Tinnitus mittlerweile ad acta gelegt und innere Ruhe ganz neu entdeckt haben.

Jeder Schritt in Richtung gelingende Tinnitus-Bewältigung ist ein Grund zur Freude und zum Feiern. Kleine Durchhänger, die auf jedem »Heilungsweg« dazugehören, sollen dich nicht über Gebühr aus der Fassung bringen und erst recht nicht entmutigen. Daher bekommst du von mir am Ende dieses Praxisteils noch acht »Tinnitus-Fallschirme für alle Fälle« an die Hand.

Einen Perspektivwechsel vornehmen

Die Herausforderungen im Leben, zu denen auch die Bewältigung von Ohrgeräuschen gehören kann, lassen sich aus verschiedenen Blickwinkeln betrachten. Das Besondere an einem Perspektivwechsel ist, dass er bisher verborgene, sehr überraschende Lösungen im Umgang mit der Herausforderung zum Vorschein bringt, da wir gewohnte oder festgefahrene Denkweisen so leichter verlassen und der Situation einen neuen, emotionalen Dreh geben können. Ein Beispiel für eine festgefahrene Denkweise bei Tinnitus lautet: »Der Tinnitus ist nicht heilbar, also ist nichts zu machen.« Das ist definitiv nicht so.

So änderst du deine Perspektive

Stell dir einmal Folgendes vor: Nach einem kürzlichen Umzug passt eines deiner Lieblingsbilder vom Stil her einfach nicht mehr in deine neue Wohnung. Es fristet seither sein Dasein auf dem Dachboden, was dich sehr betrübt, vielleicht auch ärgert. Du hast es probeweise schon in alle Räume deiner neuen Wohnung gehängt.

Natürlich willst du nur des Bildes wegen nicht wieder umziehen. Auch das Angebot einer guten Freundin, das Bild für dich zu verkaufen, trifft bei dir nicht auf Gegenliebe – dafür hängst du viel zu sehr an ihm. Du willst auf dein geliebtes Bild einfach nicht verzichten. Wie beim chronischen Tinnitus scheint keine Lösung in Sicht.

—— Ändern wir unsere Perspektive, ändert sich der Tinnitus. ——

Wie könnte die Lösung für diese verzwickte Situation mit dem Bild aussehen?

DEINE IDEEN: ……………………………………………………………………

……………………………………………………………………………………

……………………………………………………………………………………

HIER EINE LÖSUNG: Setze das Bild in einen neuen Rahmen. Mit einem anderen, vielleicht moderneren, helleren, größeren oder kleineren Rahmen wirkt dein Bild völlig verändert. Es geht eine andere Magie von ihm aus. Neu gerahmt kann es zum absoluten Hingucker deiner Wohnung werden.

Genauso wie ein Bild in einem neuen Rahmen völlig anders auf uns wirkt und beim Betrachten eine völlig andere Magie entfaltet, verhält es sich auch mit der »Neurahmung« deiner bisherigen Haltung zum Tinnitus.

WELCHE IDEEN HAST DU FÜR DIE LÖSUNG DEINER PROBLEME MIT DEM TINNITUS? Die Wirkung des Perspektivwechsels erkennst du an einem tiefen, erleichternden Aha-Erleben und daran, dass das Gehirn aufhören kann, um das Problem zu kreisen.

……………………………………………………………………………………

……………………………………………………………………………………

……………………………………………………………………………………

Es ist zwar verständlich, dass du dein Tinnitus-Symptom jetzt sofort loswerden willst, doch so funktioniert es leider nicht. Du trittst auf der Stelle. Ein chronischer Tinnitus löst sich bedauerlicherweise nicht in Luft auf; du kannst jedoch eine andere mentale Einstellung (Bewertung) zum Tinnitus entwickeln, mit der es sich bedeutend besser leben lässt!

Unser Geist und unser Körper sind miteinander verbunden. Sobald wir die Bereitschaft entwickeln, den Tinnitus als Teil unseres Lebens zu akzeptieren, schnurrt er wie ein Luftballon zusammen, aus dem die Luft entweicht.

WICHTIG Infolge deiner Akzeptanz ermöglichst du es deinem genialen Gehirn, sich an die Ohrgeräusche zu gewöhnen. Sie triggern dich dann emotional nicht mehr und wirken auch nicht mehr stressend auf dein autonomes Nervensystem. Vor allem sind die Ohrgeräusche deinem Gehirn dann einfach nicht mehr die Energie wert, sie weiterhin zu beobachten und in dein Bewusstsein zu »heben«! Folglich überhörst du sie einfach.

> — Akzeptieren bedeutet nicht, etwas gut zu finden oder zu denken: »Da kann man nichts machen«, sondern es meint »annehmen«. Wenn du einen Lebensumstand akzeptierst, dann erkennst du damit lediglich an, dass er gerade so ist, wie er ist. Wenn Dinge im Leben weder veränderbar noch kontrollierbar sind, ist es klug, die Realität anzuerkennen. —

Allerdings legt sich bei dieser Akzeptanz nicht einfach ein Schalter um, sondern es handelt sich um einen Prozess, für den wir selbst den Boden bereiten und der in Etappen verläuft. Ich kenne kaum einen Menschen, mich eingeschlossen, der beim Thema »Gewöhnung an die Ohrgeräusche« nicht zunächst mit innerem Widerstand reagiert hätte. Und dieser innere Widerstand hat seinen Preis!

Will dir die Akzeptanz und die damit einhergehende Gewöhnung an den Tinnitus (noch) nicht so recht gelingen, dann wird es jetzt interessant für dich.

Dem inneren Widerstand auf die Spur kommen

Damit du dein Leben wieder frei gestalten und glücklich werden kannst, ist es enorm hilfreich, den Grund für deinen inneren Widerstand gegen die Gewöhnung an die Ohrgeräusche in dein Bewusstsein zu heben. Innerer Widerstand hat immer einen legitimen Grund. In der Regel schützt er dich, solange du dich (noch) überfordert fühlst und ängstlich bist.

> — Widerstand empfinden wir auch, wenn unser Inneres Schattenkind durch seine Kinderbrille die Situation viel schwieriger einschätzt, als sie für uns als Erwachsene tatsächlich ist. —

Wovor könnte dich dein innerer Widerstand schützen wollen?

Als Therapeutin, spezialisiert auf Tinnitus, stelle ich immer wieder fest, dass viele Menschen sehr ähnliche legitime Gründe für ihren inneren Widerstand haben, der ihnen beim heilsamen Prozess der Gewöhnung unbewusst im Wege steht.

- Du hast Angst, der frische Tinnitus könnte bleiben – an diesen Gedanken möchtest du dich erst gar nicht gewöhnen.
- Du bist eine Kämpfernatur und hast im Leben damit (fast) alles geschafft. Leider greift diese Strategie bei Tinnitus eben nicht. Es wäre ein Kampf gegen Windmühlen, der dich Unmengen an Zeit, Energie und Geld kostete.
- Du glaubst, deine Ohrgeräusche seien viel zu laut und viel zu penetrant, um dich jemals an sie gewöhnen zu können.

- »Sich gewöhnen« erinnert dich an deine Kindheit: »Daran wirst du dich schon noch gewöhnen, mein Freundchen«, hieß es vielleicht häufig. Gewöhnen löst ein Gefühl der Demütigung in dir aus.
- Du kannst dir überhaupt nicht vorstellen, wie dieser Prozess der Gewöhnung an den Tinnitus funktioniert, und glaubst, es mit einem »Schnipp« hinbekommen zu müssen.
- Du möchtest so gerne mal an die Hand genommen und unterstützt werden, doch du traust dich nicht, professionelle Hilfe anzunehmen. Lass dir helfen!
- Du glaubst, dass du einen Fehler gemacht hast und selbst an deinem Tinnitus schuld bist. Du bist auf dich selbst sauer und möchtest diesen vermeintlichen Fehler am liebsten ungeschehen machen.
- Du bist ein Mensch, dem es sehr schwerfällt, sich zu öffnen. Vielleicht bist du »ein gebranntes Kind« und es fällt dir schwer, Vertrauen zu fassen.
- Hier kannst du deinen ganz persönlichen Grund aufschreiben oder ihn auch gerne per E-Mail (Seite 134) an mich schicken:

....

....

Inneren Widerstand bewusst erleben

Mit dieser simplen Übung in zwei Runden kannst du ausprobieren und vor allem spüren, welche Auswirkungen innerer Widerstand auf dein Wohlbefinden und deine Energie hat.

1. Setze oder lege dich einfach bequem hin, schließe deine Augen und suche in deinem Körper nach einer unangenehmen Empfindung, die du gerade spürst. Vielleicht bist du müde, spürst inneren Druck oder hörst deine Ohrgeräusche.

Nimm diese Empfindungen einige Atemzüge lang wahr. Spüre sie, ohne sie zu bewerten oder verändern zu wollen.
Jetzt öffne langsam wieder deine Augen und erinnere dich, wie sich diese Empfindungen in deinem Körper angefühlt haben.

2 Setze oder lege dich bequem hin, schließe deine Augen und suche in deinem Körper wieder nach einer unangenehmen Empfindung, die du gerade spürst. Vielleicht bist du müde, spürst inneren Druck oder hörst deine Ohrgeräusche.
Während du das tust, sag dir jetzt innerlich folgende Worte: »Es ist furchtbar, dass ich schon wieder müde bin. Mit mir stimmt etwas nicht. Meine Ohrgeräusche sollen endlich aufhören. Ich werde mich nie an sie gewöhnen. Ich muss dringend noch etwas dagegen unternehmen. Ich sollte doch noch einen anderen Behandler aufsuchen. Vielleicht sollte ich mir doch die Sound-App gegen Tinnitus aus dem Internet bestellen.«

Wie ist es dir ergangen? Bei welcher der beiden Übungsrunden hast du dich besser gefühlt?

Dein innerer Widerstand (Inneres Schattenkind) will nur das Beste für dich. Doch ist »es« tatsächlich das, was bewirkt, dass du dich besser fühlst? Die nachfolgenden vier Etappen der Gewöhnung und Verabschiedung der Ohrgeräusche zeigen dir, wie die einzelnen Gewöhnungsschritte in der Regel ablaufen und was für jeden einzelnen Schritt typisch ist.

Tinnitus loslassen: Vier Etappen der »Heilung«

Unser Organismus ist von Natur aus optimal ausgestattet, um die Ohrgeräusche wieder völlig auszublenden – wenn du ihn machen lässt, was er will. Bei vielen Geräuschen und Sinnesreizen aus unserer Umwelt tut unser Organismus das ständig und vollautomatisch. Genau das zählt zu den Erfolgsstrategien von Menschen, die nur ganz kurz oder gar nicht unter ihren Ohrgeräuschen leiden, weiß die Forschung.

Etappe 1

Auf dieser ersten Etappe haben die meisten Menschen noch überhaupt keine Toleranz gegenüber ihrem Tinnitus. Das Pfeifen, Brummen oder Zischen im Ohr wird als unangenehm und beunruhigend empfunden. Leider kennen Ohrgeräusche auch keine Bettruhe und erscheinen vielen Betroffenen besonders in der Stille der Nacht sehr präsent. Nicht primär die Ohrgeräusche halten dich wach, sondern vielmehr deine sorgenvollen Gedanken und Zukunftsängste: »Was, wenn die bleiben?«

Ich stelle meinen Klienten häufig die Frage: »Zu wie viel Prozent des Tages hörst du deine Ohrgeräusche?« In dieser frühen Phase ist die häufigste Antwort: »Sie nerven mich rund um die Uhr. Zu 100 Prozent.« Aber selbst auf dieser ersten Etappenstufe ist das nicht möglich, auch wenn es dir so vorkommen mag, denn normalerweise können wir immer nur einen Gedanken zur selben Zeit denken. Bei 100 Prozent wärst du in deinem täglichen Denken und Tun völlig lahmgelegt – so wie ein abgestürzter Computer. Tatsächlich flitzen deine Aufmerksamkeit und deine Gedanken in dieser Stufe blitzschnell wieder zu den Ohrgeräuschen zurück. Die so zweigeteilte Aufmerksamkeit schwächt deine Konzentrationskraft und raubt ziemlich viel Energie. Es fällt dir schwer, am Ball zu bleiben.

Etappe 2

Auf dieser Etappe wirst du dem Tinnitus gegenüber schon ein wenig unaufmerksamer. Bei handwerklichen Tätigkeiten wie Gartenarbeit oder bei einem Spaziergang mit dem Hund funken dir die Ohrgeräusche schon nicht mehr ständig dazwischen. Je stärker dich ein Hobby oder eine andere Tätigkeit fesselt, desto leichter fällt es dir, die Ohrgeräusche nicht zu beachten. Besonders gut tun dir jetzt Situationen, die Freude in dir auslösen, denn du bist nicht nur besser gestimmt, auch dein Körper entspannt sich, was sich positiv auswirkt.

Dazu das Beispiel von Frau M.:

> *Gestern war zum ersten Mal meine Freundin mit ihrem Baby zu Besuch. Ich durfte Klein Julius wickeln und füttern. Und was glauben Sie? Ich war so hin und weg von dem süßen Fratz, dass ich meine Ohrgeräusche völlig vergessen habe.*

Nach einem so positiven Erlebnis meinen viele Betroffene, ihre Ohrgeräusche seien tatsächlich völlig weg gewesen. Sind sie jedoch anschließend beim absichtlichen Hinhören wieder da, ist dies eher unwahrscheinlich. Frau M. hat ihre Ohrgeräusche zum ersten Mal über längere Zeit völlig vergessen. Glückwunsch! Sie bemerkte sie erst wieder am Abend im Bett. So eine positive Erfahrung stärkt die emotionale Akzeptanz gegenüber den Ohrgeräuschen und hilft dir, das dritte Treppchen zu erklimmen.

Etappe 3

Mittlerweile hast du bereits erheblich an Souveränität zurückgewonnen und der emotionale Einfluss der Töne auf dein Lebensgefühl ebbt spürbar ab. Vielleicht stellst du bereits fest, dass es Stunden, Tage oder ganze Wochenenden gibt, an denen du die Ohrgeräusche überhaupt nicht bemerkt hast. An sehr anstrengenden Tagen oder wenn du müde bist, können sie allerdings noch nerven. Dann kommen sie lästig daher wie ein junger Hund, der mit dir spielen will, während du viel lieber auf dem Sofa liegen und deine Ruhe haben willst.

Primär stören können die Ohrgeräusche noch in Situationen, in denen es aufs Zuhören ankommt und wir etwas verstehen wollen. Beispielsweise beim Konzert, bei gesellschaftlichen Anlässen oder Vorlesungen. Zuhören ist nämlich, im Gegensatz zu bloßem Hören (das wir sogar im Schlaf tun), eine geistige Aktivität. Zuhören bedeutet, dass unser Gehirn nun Töne interpretieren muss, sie verstehen, um angemessen darauf reagieren zu können. Irrelevante Geräusche wie die Ohrgeräusche stören dabei und lenken die Aufmerksamkeit oft vom Eigentlichen ab.

Dazu ein persönliches Beispiel von mir: Als junge Familientherapeutin nahm ich alle vier Wochen an einer Supervisionsausbildungsgruppe teil. Eigentlich hatte ich zu dieser Zeit schon recht gut gelernt, meine Ohrgeräusche auszublenden. Doch pünktlich zu den Supervisionstreffen pfiff und brummte es derart in meinen Ohren, dass ich nur mit größter Mühe dem ganzen Geschehen folgen konnte. In mir breitete sich Panik aus: »Mit Ohrgeräuschen kannst du deine Ausbildung wohl knicken.« Ich grübelte tagelang: »Warum bringt mich der Tinnitus bei den Supervisionstreffen so aus dem Tritt, während ich ihn an den übrigen Tagen weiterhin gut handeln kann?«

Hier die Lösung: Beim ersten Treffen mögen meine Ohrgeräusche vielleicht vor Aufregung tatsächlich aufdringlicher gewesen sein. Später ertappte ich mich jedoch dabei, wie ich, von düsteren Vorannahmen getrieben, bereits auf dem Weg zur Supervision »gefühlt« alle drei Minuten meine Ohrgeräusche kontrollierte. Nun wurde mir klar, warum ich dem Supervisionsgeschehen nur bruchstückhaft folgen konnte. Meine Aufmerksamkeit war (ähnlich wie bei einem träumenden Schüler, der die Frage des Lehrers nicht versteht) ganz woanders. Und bekanntlich folgt die Energie immer der Aufmerksamkeit.

Etappe 4

Auf dieser vierten Etappe hast du deine Ohrgeräusche akzeptiert und machst dir kaum noch Gedanken um sie. Du erlaubst ihnen, da zu sein (falls sie noch da sind), kämpfst nicht mehr gegen sie an, vielleicht magst du sie sogar, weil sie dir wie ein Bedürfnisseismograf anzeigen können, wann du z. B. zu viel um die Ohren hast und »Nein sagen« lernen darfst. Es vergehen Tage, Wochen und Monate, ohne dass du dein fast immer gleiches Pfeifen, Brummen oder Zischen überhaupt wahrnimmst. Grundsätzlich wird die Zeitspanne immer länger. Wenn du deinen Ohrgeräuschen lauschst, erscheinen sie dir nun sehr langweilig. Dein Tinnitus ist vielleicht noch vorhanden, aber für dein Wohlbefinden völlig bedeutungslos geworden.

Mit welcher Zeitspanne ist bis zum Erreichen der vierten Etappe zu rechnen? Wie so oft im Leben ist das individuell sehr unterschiedlich. Nach meiner langjährigen beruflichen Erfahrung reicht die durchschnittliche Spanne von wenigen Wochen bis zu sechs Monaten. Viele Betroffene erreichen sehr schnell die zweite Etappe und bleiben etwas länger in der dritten Phase hängen. Andere wiederum durchlaufen, kleine Rückschritte inbegriffen, alle Phasen ohne größere Probleme.

SO SOLLTE DEIN CREDO LAUTEN:

- Ich springe auf kein (noch so sirenenhaftes) »Behandlungspferd« mehr auf.
- Ich lasse meinen genialen Organismus machen und erlebe meine Selbstheilungskraft.
- Kein Druck: nicht von innen, nicht von außen.
- Ich informiere mich nur mithilfe seriöser Fachliteratur und verlasse beunruhigende Internetforen.
- Last but not least: Ich tue Dinge in meinem Leben, die mir Freude bereiten, und lasse so meinen Tinnitus einfach los!

Fünf brennende Fragen von Klient*innen

Unzählige Menschen mit Tinnitus treiben ähnliche Fragen um und plagen die gleichen Gefühle. Häufig grübeln sie Tag und Nacht darüber nach, ohne befriedigende Antworten zu finden. Das nächtliche Gedankenkarussell raubt ihnen den Schlaf und die fehlende Regeneration schlägt wiederum beim Tinnitus zu Buche.

Für dieses Buch habe ich fünf Fragen herausgegriffen, die mir Menschen in meiner Praxis oft stellen. Die Antworten sind sehr ausführlich, anschaulich und unterstützen dich mit wirksamen Übungen und Inspirationen. Selbst der schon gut informierte Leser kann hier noch Antworten und Anregungen finden. Vielleicht erscheinen dir die Übungen auf den ersten Blick simpel, doch ich kann dir versichern: Sie waren vor dir bereits vielen Menschen eine wertvolle Hilfe.

1. Wie schaffe ich es, mich vom Tinnitus abzulenken?

Wir wissen nun, wie wichtig es ist, den Ohrgeräuschen möglichst wenig Aufmerksamkeit zu schenken, denn auf dem Sofa zu sitzen und wieder und wieder seine Ohrgeräusche zu kontrollieren, ist nicht sehr förderlich. Doch es kann auch enorm stressig sein, sich ständig von den Ohrgeräuschen abzulenken – besonders, wenn wir geschafft und müde von der Arbeit kommen. Dann fehlt uns oft einfach die Kraft oder Lust, noch Dinge zu tun, die uns ablenken könnten. Wir mögen keine Joggingrunden drehen und auch nicht mit dem Partner spazieren gehen. Und sind am Wochenende die Kids ausnahmsweise mal zu den Großeltern »verräumt« und der Tinnitus nervt, wollen wir nicht unbedingt zur Ablenkung einen Kuchen backen, obwohl wir eigentlich gerne backen. Auch nicht unser geliebtes Gemüsebeet jäten und auch kein Buch lesen. Wir wollen einfach mal nichts tun und Ruhe haben.

Viele Klienten beklagen zudem, dass sie die Dinge nicht mehr tun, weil sie das Bedürfnis danach verspüren, sondern nur noch, um sich vom Tinnitus abzulenken. So bekämen ihre Hobbys den bitteren Geschmack von Medizin, erzählte mir eine Klientin. Diese und ähnliche Aussagen höre ich oft.

INSPIRATION Verändere deinen Blickwinkel: Du frönst deinen Hobbys wie eh und je und erfreust dich daran. Dass du darüber deine Ohrgeräusche vergisst, ist ein wunderbarer Nebeneffekt.

Wenn du mal so gar nicht vom Sofa hochkommst oder in der Abendsonne auf dem Balkon sitzt und dein Tinnitus nervt dich, gibt es eine völlig simple Achtsamkeitsübung, mit der du dich leicht von deinen Ohrgeräuschen losreißen kannst und die dein Wohlbefinden sofort spürbar verbessert. Sie heißt: die Lücke.

ACHTSAMKEITSÜBUNG »DIE LÜCKE«

- Leg dich bequem auf deine Couch oder setz dich auf deinen Lieblingssessel. Erlaube dir jetzt, deinen Blick langsam durch den Raum schweifen zu lassen, als wärest du in einer Gemäldegalerie. Achte darauf, dies langsam zu tun.

- Nun nimm bitte bewusst die Lücken zwischen den Dingen und Objekten wahr, die du da, wo du bist, siehst. Beispielsweise die Lücke zwischen zwei Möbelstücken, die Lücke zwischen zwei Tassen oder zwei Stuhlbeinen, zwischen zwei Bildern, den Blättern einer Pflanze oder zwischen deinen Fingern. Wir sind es nicht gewohnt, auf die Lücken zu achten, und doch sind sie genauso real vorhanden wie die Dinge um uns herum.

WIRKUNG DER ÜBUNG Der Parasympathikus wird aktiviert und du entspannst. Das tut bei Genervtsein (auch von Ohrgeräuschen) gut. Darüber hinaus schenkst du deine Aufmerksamkeit den Lücken, was für dein Gehirn sehr neu ist, und du lenkst dich damit von den Ohrgeräuschen ab. Diese Übung kannst du überall machen: in deiner Wohnung, auf dem Balkon, in der S-Bahn. Du wirst staunen, wie ruhig dein Körper wird, vor allem, wenn du diese Achtsamkeitsübung als kleines Ritual in deinen Tag einbaust. Drei Minuten am Morgen und drei Minuten am Abend zeigen schon Wirkung.

2. Warum bekomme ausgerechnet ich Tinnitus?

Jedes Individuum hat seine individuellen »Sollbruchstellen«, die besonders sensibel auf anhaltende Überforderung und körperlichen und seelischen Stress reagieren. Die einen plagen Migräneattacken, bei anderen schlägt der Stress auf den Magen, dem dritten nimmt es die Luft zum Atmen oder sein Herz fängt an zu stolpern. Bei Tinnitus-Betroffenen ist eine ihrer bedeutsamsten »Sollbruchstellen« nun mal ihr Gehör oder der Kopf.

Bleibe nicht an der Frage »Warum gerade ich?« hängen. Sie führt dich in die Opferrolle, macht dich traurig und du bekommst einen Tunnelblick. Stelle dir lieber zielführende Fragen, dein Leben betreffend.

FRAGEN ZUR INSPIRATION:

- Was kann/will ich nicht mehr hören?
- Was ist mir zu viel?

- Wem will ich nicht mehr ge-horchen?
- Was brauche ich?

Du musst nicht gleich dein gesamtes Leben umkrempeln. Oft geht es um kleine Änderungen mit großer Wirkung!

Frau B. fand über obige Fragen Folgendes über sich heraus. Sie wollte einfach nicht mehr von der Schuldirektorin sowie einer ganz bestimmten Kollegin vollgequatscht werden, wenn sie morgens am Kopierer stand und für ihre Unterrichtsvorbereitungen Kopien zog. Ihre kreative Lösung bestand darin, sich vorzustellen, sie stünde in einem Feuerring und die anderen stünden außerhalb des Feuerrings. Tatsächlich blieben besagte Kolleginnen daraufhin morgens viel mehr auf Distanz. Einfach mal ausprobieren!

Eine andere Klientin mit quälenden Ohrgeräuschen lernte, Nein zu sagen, nachdem ihr das Motiv ihres ständigen Jasagens bewusst geworden war. Sich seiner selbst bewusst zu werden ist ein wichtiger Schritt, wenn du einen destruktiven Kreislauf durchbrechen willst. Die Klientin hatte herausgefunden, dass sie es ständig allen recht machen wollte, da sie fürchtete, sonst vielleicht nicht mehr gemocht zu werden. Ihr half, vor ihrer Antwort bewusst einmal ein- und auszuatmen, damit ihr unsicherer Innerer-Kind-Anteil nicht weiterhin reflexartig Ja sagte.

> — Verliere dich nicht in langen Rechtfertigungen. Deine Bedürfnisse sind genauso wichtig wie die anderer Menschen! —

In jeder Firma, jeder Familie und jedem Verein gibt es eine gute Seele – einen Menschen mit einem ausgesprochen Helferdrang. Bei diesen Menschen ist eine Strategie aus Kindertagen aktiv: nämlich, sich durch Hilfe und gute Taten endlich gesehen und anerkannt fühlen zu können. Diese Strategie bietet Sicherheit, solange wir uns für andere Menschen unentbehrlich fühlen können.

Herr M., einer meiner Klienten, hatte so eine alte, unverheilte Kindheitswunde gehabt, bevor er wegen seines Tinnitus in meine Praxis kam. Ihm war alles über den Kopf gewachsen. Neuerdings fährt er mit einem schlichten »Sorry, das wird mir gerade zu viel« sehr gut. Unabhängig von der Beurteilung durch andere Menschen zu sich zu stehen, wird in der Psychologie als »innere Autonomie« bezeichnet. Auch diese Fähigkeit entwickeln wir bereits in der frühen Kindheit, wie du bereits weißt (Seite 47). Neinsagen braucht anfangs sicherlich etwas Mut, doch es lohnt sich! Die Selbstachtung steigt, da du keine Notlügen mehr gebrauchen musst und auch kein schlechtes Gewissen mehr haben musst, wenn du etwas ablehnst. Du brauchst auch kein störendes Tinnitus-Symptom mehr, um endlich einen akzeptablen Grund dafür zu haben, dich abzugrenzen. Herr M. fühlt sich durch sein gewachsenes Selbstbewusstsein jetzt viel freier als vor seiner Tinnitus-Krise und kann seinen Ohrgeräuschen sogar etwas Positives abgewinnen.

3. Warum bekomme ich ausgerechnet jetzt Tinnitus?

Um diese Frage zu beantworten, möchte ich dir vorab die Geschichte eines meiner Klienten erzählen:

Tinnitus-Schock an einem entspannten Urlaubstag

Gut gelaunt steigt Alexander gemeinsam mit seiner Freundin Laura die steile Küstentreppe vom Meer zu seinem schönen Ferienhaus hinauf. Nach drei Tagen an seinem Lieblingsort in Kroatien geht es ihm richtig gut. Die Hektik des beruflichen Alltags ist von ihm abgefallen und er fühlt sich wunderbar entspannt. Doch als er nach seinem Aufstieg in der prallen Mittagssonne verschwitzt und durstig am Ferienhaus ankommt, um dort eine Siesta zu halten, hört er plötzlich einen hohen Pfeifton im rechten Ohr. Zunächst denkt er, er höre die Meeresbrise, doch als das Geräusch auch im Haus nicht nachlässt, beginnt er, sich Sorgen zu machen.

Zurück in Deutschland, sucht Alexander sofort einen HNO-Arzt auf, vier Wochen später mich. Alexander treibt seither die Frage um: Warum gerade jetzt? Warum gerade im Urlaub? »Ich war doch endlich mal wieder entspannt. Es ging mir richtig gut«, erzählt er. Alexander mutmaßt, es habe mit dem anstrengenden Treppenaufstieg unter glühender Sonne zu tun. Er sei sicherlich dehydriert gewesen und Tinnitus habe doch mit einer Durchblutungsstörung im Ohr zu tun, so habe er es jedenfalls im Internet gelesen.

Die Durchblutungsstörung als Ursache für einen Tinnitus ist eine Fehlinformation, die sich im Internet leider hartnäckig hält und bereits vor einigen Jahren wissenschaftlich widerlegt wurde [12].

Tatsächlich passiert es nicht selten, dass die Ohrgeräusche sich nicht im Megastress, sondern kurze Zeit danach einstellen: zum Beispiel im Urlaub, nach der Pensionierung, manchmal auch im Mutterschutz oder wenn die langjährige Pflege eines Angehörigen endet. Also dann, wenn wir endlich aufatmen könnten. Wie erklärt sich das?

Wie du jetzt bereits weißt, erlebt unser autonomes Nervensystem anhaltenden Stress als Bedrohung und versucht durch seine Aktivität (Kampf, Flucht) unser Überleben zu sichern. Wir halten durch und aus, solange es nur irgendwie geht, und können schier »übernatürliche« Kräfte und Reserven mobilisieren. Wir kommen mit wenig Schlaf aus und können im doppelten Sinn enorme Durststrecken aushalten. Dieses Phänomen können wir auch bei flüchtenden Menschen im Krieg beobachten, die enorm viel aushalten und erst, wenn sie sich in Sicherheit befinden, einen körperlichen und seelischen Zusammenbruch erleiden. Dieser Überlebensmechanismus greift auch, wenn unser Körper sich schon länger in einem für unsere Gesundheit gefährlichen Stresszustand befindet. Erst wenn der chronische Stress nachlässt, lässt auch unser autonomes Nervensystem »die Zügel schleifen«.

Zudem wird das überschüssige Stresshormon Cortisol vom parasympathischen Nervensystem langsamer abgebaut als die Stresshormone Adrenalin und Noradrenalin. Insgesamt ist unser autonomes Nervensystem in den ersten Urlaubstagen oder in der ersten Ruhezeit also noch damit beschäftigt, aus dem Stresshormonmodus herauszufinden und das überschüssige Cortisol abzubauen.

Die Ohrgeräusche können wieder verklingen. In welchen Fällen das passiert, hängt von vielen individuellen, noch unerforschten Faktoren ab.

SO KANNST DU DEIN DYSREGULIERTES AUTONOMES NERVENSYSTEM WIEDER IN BALANCE BRINGEN:

- Da das Stresshormon Cortisol nur langsam abgebaut wird, ist es sehr ratsam, wenn du in Urlaub fährst, bereits einige Tage vorher peu à peu in den Freizeitmodus zu wechseln.
- Ziehe eine klare Grenze zwischen Beruf und Urlaub; Checken und Posten von beruflichen Nachrichten ist im Urlaub tabu.
- Nimm dir Zeit, in Ruhe zu packen.
- Wenn du nur zum Spaß im Internet surfst, setze dir ein klares Zeitlimit, damit du nicht in den Weiten des Internets versackst.
- Übrigens: Ohne Facebook sinkt der Cortisolspiegel, wie eine Studie an 138 aktiven Facebook-Usern zeigte, bereits nach fünf Tagen deutlich.
- Schaffe dir ein Diensthandy an und lass dieses im Urlaub zu Hause und am Wochenende abgeschaltet in der Schublade liegen. So läufst du nicht Gefahr, in deiner Freizeit doch immer wieder berufliche Nachrichten zu lesen, darauf zu reagieren und deine Regeneration zu unterbrechen. Das ist eine ganz wunderbare Strategie – auch zur Prävention gegen laute Ohrgeräusche geeignet.

4. Warum ist mein Tinnitus gleich beim Aufwachen so laut?

KARL SCHREIBT: Ich gehöre zu den Menschen, deren Ohrgeräusche gleich in der Früh beim Aufwachen sehr laut sind, und das, obwohl ich gut durchschlafe und mich ausgeruht fühle. Ich kann mir nicht erklären, warum der Tinnitus frühmorgens so tost, obwohl ich entspannt sein müsste. Haben Sie vielleicht eine Antwort und einen Tipp für mich?

MEINE ANTWORT AN KARL: Morgendliche laute Ohrgeräusche können mit zwei Faktoren zu tun haben:

Der erste Faktor für lautere Ohrgeräusche am Morgen besteht meiner Ansicht nach darin, dass sich viele Tinnitus-Betroffene zur Gewohnheit gemacht haben, ihre Ohrgeräusche sofort nach dem Aufwachen zu kontrollieren. Ist der Tinnitus noch da? Wie laut sind meine Ohrgeräusche heute? Den Betroffenen ist nicht bewusst, dass sie damit ihrem Gehirn den Auftrag erteilen, ihre Ohrgeräusche voll in den Fokus zu nehmen. Der Tinnitus wird dann unter anderen Geräuschen, die durchaus lauter sein können, herausgehört und verstärkt wahrgenommen. Diesen Effekt können wir auch im Positiven erleben, wenn wir uns z. B. in einem Restaurant unterhalten und unser Gegenüber trotz lauter Störgeräusche im Hintergrund verstehen können. Es ist eine Sache, die mehrere Gehirnbereiche beansprucht und nicht allein vom Ohr reguliert wird. Man bezeichnet diesen Effekt auch als »selektives Hören« oder akustischen »Lupeneffekt«. Genau wie unter einer Lupe eine kleine Ameise riesengroß aussieht, erscheint der Tinnitus uns subjektiv ziemlich laut.

In der Folge werden zudem bei einem noch nicht kompensierten Tinnitus sorgenvolle Gedankenkreisläufe aktiv: »Gestern Morgen waren die Ohrgeräusche doch viel leiser?« oder »Werden meine Ohrgeräusche etwa immer lauter?« Mit diesen Gedanken fixierst du dich ebenfalls auf den Tinnitus. Das Typische an diesen Gedanken ist, dass sie keine Lösung bringen und auf unser Nervensystem bedrohlich wirken. Je häufiger du das Karussell aus Körpererleben, negativen Gedanken und Gefühlen morgens in Schwung bringst, desto leichter gerät dein Nervensystem in den dysregulierten Zustand. Aber das muss nicht so bleiben!

Mit kleinen Hörübungen kann man trainieren, die Aufmerksamkeit auf emotional neutrale oder angenehme Geräusche zu schwenken und diesen zu lauschen. Etwa jenen, die beim Zähneputzen entstehen. Sobald du dich an den Frühstückstisch setzt, entscheide dich dazu, deinen Ohrgeräuschen die Aufmerksamkeit zu entziehen. Das fällt mit einem kleinen Morgenritual viel leichter: Nimm beispielsweise am Morgen beim Frühstück ganz bewusst den Duft deines Kaffees wahr. Anstatt einfach »loszufuttern«, betrachte dein Essen einen Moment lang und danke den Menschen, die dabei mitgeholfen haben, dass du jetzt essen kannst. Oder stell dir die Streuobstwiese vor, wo der Apfel gereift ist, den du zum Frühstück verspeist. Nimm dann bewusst den ersten Bissen, spüre das Essen im Mund, erlebe seinen Geschmack, die Konsistenz, den Duft – und iss dann wie gewohnt weiter.

Je öfter du dich in bewusster Aufmerksamkeitslenkung übst, umso größer werden die Zeitfenster, bevor es dich wieder in deinen Gedankenstrudel und zu deinen Ohrgeräuschen zurückzieht. Das ist anfänglich völlig normal. Du brauchst etwas Zeit und Geduld, um das gespurte neuronale Muster zu verändern. Ab einem bestimmten Punkt wirst du jedoch merken: Dir selbst obliegt die Entscheidung, worauf du dein Augenmerk lenken willst, und nicht das Ohrgeräusch entscheidet. Nur bei frischen, vom Gehirn noch als bedrohlich interpretierten Geräuschen hörst du sie automatisch. Erfahrungsgemäß tritt der Tinnitus im Verlauf eines solchen Trainings immer weiter und immer länger in den Hintergrund.

Der zweite Faktor für morgendlich laute Ohrgeräusche trotz ausreichenden Schlafs besteht darin, dass unser Gehirn auch, während wir schlafen, tätig ist. Das Gehirn geht die Ereignisse des Vortages durch. Es

Inspiration

Anstatt deinen morgendlichen Ohrgeräuschen zu lauschen, nimm doch deine Träume unter die Lupe und führe ein Traumtagebuch. Insbesondere, wenn wir mit uns selbst wieder ins Reine kommen wollen, ist die Deutung der eigenen Träume hochinteressant und ergiebig. Unsere Träume enthalten immer Bilder von Tagesgeschehen oder unserer aktuellen Lebenssituation, gehen in ihrer Aussage aber immer darüber hinaus. Ein klassischer Fehler traumdeutender Laien besteht darin, dem Tagesgeschehen keine Bedeutung zuzumessen. Doch das Unterbewusstsein arbeitet sehr ökonomisch. Alles hat Bedeutung. Frage beim Zu-Bett-Gehen deine »Traumseele« nach Hinweisen, wie du mit deinem Tinnitus gelassener umgehen kannst. Sie wird dir mit der Zeit klare Antworten geben.

verknüpft Eindrücke. Es löscht Verbindungen, die sich nicht bewährt haben, und verbildlicht unsere Gefühle im Traum. Gerade in einer Krise hat das Gehirn in der Nacht richtig viel zu tun. Das Ergebnis seiner nächtlichen Arbeit präsentiert das Unterbewusstsein uns in Träumen.

Jeder Mensch träumt jede Nacht, doch wir erinnern uns nicht immer daran. Wer sich regelmäßig mit seinen Träumen beschäftigt und beispielsweise ein Traumtagebuch führt, kann seine Lebensziele leichter erreichen und psychisch und physisch stabiler sein, weil ihm bewusster ist, was ihn innerlich bewegt. Auch Gedächtnisinhalte unseres Inneren Schattenkindes finden über unsere Träume zu uns. Wir träumen von früher.

Viele Klient*innen hatten nach eigener Aussage vor dem Auftreten ihrer Ohrgeräusche häufig Albträume. In einem Albtraum versucht unser Unterbewusstsein mit aller Macht, auf etwas aufmerksam zu machen, was wir im Alltag übersehen haben und korrigieren sollten, damit sich unser Lebensweg gut fortsetzt. Andere Tinnitus-Klient*innen beschreiben, dass sie seit geraumer Zeit nicht mehr geträumt hätten. Dann besteht ein innerer Widerstand gegen die Bewusstmachung. Die innere Instanz möchte den Träumer zunächst schützen. Das Kind in uns fürchtet diese Gefühle. Die innere Heilinstanz jedoch weiß, dass blockierte Gefühle als psychische Energie frei werden müssen, und schickt uns diese Träume, auch wenn wir uns zunächst nicht daran erinnern. Wachst du also mit lauten Ohrgeräuschen auf, kann es durchaus sein, dass du zwar ausgeschlafen bist, dein Gehirn jedoch in der Nacht stark beschäftigt war, um dich weiterzubringen.

5. Warum habe ich Schuldgefühle wegen des Tinnitus?

»Ich wünschte, der blöde Tinnitus würde zur Hölle fahren«, hörte ich Frau Fischer mit einem Zorn in der Stimme in unserer ersten Sitzung sagen. Frau Fischer ist auf sich selbst sauer und hat Schuldgefühle. Sie sei mit ausgeheiltem Hörsturz und frischen Ohrgeräuschen an die Nordsee in Urlaub gefahren. Dort habe sie bei wunderbarem Frühsommerwetter eine Fahrradtour unternommen und der Nordseewind sei ihr um

Zur Erinnerung

Ohrgeräusche gelten statistisch gesehen als chronisch, wenn sie mehr als sechs Monate dauerhaft bestehen. Andere sprechen von drei bis zwölf Monaten. Die Ohrgeräusche haben sich dann in der zentralen Hörwahrnehmung des Gehirns als eigenständiger Höreindruck gespurt und verselbständigt.

die Ohren gepfiffen. Frau Fischer wirft sich vor, kein Kopftuch getragen zu haben. »Hätte ich meine Ohren besser geschützt, hätte ich heute keinen chronischen Tinnitus. Ach, wäre ich doch bloß nicht in Urlaub gefahren, dann wäre mir das nicht passiert«, seufzt sie. Der Gedanke, selbst schuld zu sein an dem jetzt chronischen Tinnitus, hat sich bei ihr festgesetzt und quält sie.

Viele Menschen mit chronischen Ohrgeräuschen machen sich ähnliche Selbstvorwürfe. Meine Klient*innen werfen sich vor, beim Haaretrocknen den Fön zu dicht ans Ohr gehalten zu haben, bei anderen ist es der unachtsame Umgang mit dem lauten Rasenmäher oder die Geschäftsreise mit dem Flugzeug. Kommen dir diese oder ähnliche Selbstvorwürfe bekannt vor? Zunächst einmal gibt es Entwarnung: Keine dieser Verhaltensweisen bewirkt objektiv gesehen die Chronifizierung des Tinnitus.

Lediglich bei akuten Entzündungen im Ohrbereich oder bei starken Erkältungssymptomen solltest du wegen möglicher Probleme mit dem Druckausgleich mit dem Fliegen vorsichtig sein. Regelmäßig schlucken, damit sich die für den Druckausgleich wichtige Eustachische Röhre öffnet, hilft. Das kann man auch schon vor Beginn der Landung tun. Aber auf den Tinnitus selbst hat das Fliegen keine Auswirkung.

SCHULDGEFÜHLE Selbstvorwürfe sind in der psychologischen Tinnitus-Beratung häufig Thema. Ich spreche übrigens lieber von Verantwortung als von Schuld. In der Verantwortung kann man sein, Schuld erdrückt und macht handlungsunfähig. Wenn ich meinen Klienten rückmelde, dass sie nichts falsch gemacht haben, fühlen sich viele von ihnen dennoch schuldig: gegen jede Vernunft. Darum lass uns Schuldgefühle ruhig mal aus einer anderen Perspektive betrachten. Wir sind für den Tinnitus vielleicht nicht verantwortlich, aber, ja, wir dürfen Schuldgefühle haben und auch traurig sein. Denn bei der chronischen Entwicklung des Tinnitus haben wir etwas sehr Wertvolles verloren – nämlich unsere körperliche Unversehrtheit. Daher wird der chronische Tinnitus von der Rentenversicherung auch als Behinderung anerkannt. Schuldgefühle melden sich immer, wenn etwas Geliebtes oder Kostbares durch Trennung, Tod oder Verlust unwiederbringlich ist. Kaum ein trauernder Mensch bleibt von Selbstzweifeln verschont. »Hätte ich doch nur ...«, »Wäre ich doch bloß ...«, »Warum habe ich nicht ...« sind Ausdruck davon. Schuldgefühle sind in einem Trauerprozess völlig natürlich, sie gehören dazu und helfen dir, deine Verlusterfahrung zu verarbeiten.

Bei einem fremdverschuldeten Tinnitus hingegen, wie etwa bei einem Knalltrauma durch einen Feuerwerkskörper oder bei einem Schleudertrauma nach einem Autounfall, werden wir mit der eigentlichen Schuldthematik konfrontiert. Hier ist es immens wichtig, nicht durch anhaltende Anklage und Vorwürfe die eigenen Trauergefühle abzuwehren, sondern sie zuzulassen und zu verarbeiten, sonst behindern wir uns selbst beim Wiedererlangen unseres Sicherheitsempfindens und plagen uns unnötig lange mit dem Tinnitus herum.

Schuldgefühle sind übrigens keine »richtigen« Gefühle so wie Angst, Lust oder Freude, sondern sie entstehen durch oft unbewusste Bewertungen, die wir vorgenommen haben. Viele dieser Bewertungen haben wir schon mit der Muttermilch aufgesogen und sie gehören zum sozialen Kontext, zu der Kultur und der Gesellschaft, in der wir aufgewachsen sind. Ein Beispiel: In einer Gesellschaft, in der Bigamie erlaubt ist, hat logischerweise niemand Gewissensbisse, wenn er oder sie mit zwei Liebespartner*innen lebt. Bei uns nennt sich das »Betrügen« oder »Untreue«.

Schuldgefühle äußern sich in Gedanken und zeigen sich in körperlichen Reaktionen. Quälen wir uns damit, etwas falsch gemacht zu haben, dann erzeugen wir Spannung in unserem Körper. Das kann uns langfristig krank machen. Ist der Magen unsere Sollbruchstelle, bekommen wir Magenschmerzen. Wenn die Ohren der sensibelste Punkt unseres Körpers sind, werden diese reagieren und wahrscheinlich der Tinnitus mit. Daher ist es absolut produktiv, sich mit blockierenden Schuldgefühlen auseinanderzusetzen.

HÄUFIGE URSACHE: EINE UNVERHEILTE WUNDE

Bist du sehr anfällig dafür, dich schuldig zu fühlen? Dann hast du vermutlich einen Anteil deines Inneren Schattenkindes mit einer unverheilten »Schuldwunde« in dir. Vielleicht haben deine Eltern oder andere Menschen dich oft beschuldigt, etwas falsch gemacht zu haben. Oder sie haben dir ständig Vorwürfe gemacht. Vielleicht hast du aber auch ihre Botschaft aufgefangen, generell nicht richtig zu sein, oder du wurdest mit Schuldgefühlen erzogen und damit manipuliert. An der Vehemenz deiner Gefühle und der Heftigkeit deiner Reaktionen kannst du ablesen, wie tief die noch unverheilte Wunde ist. Auch wenn du bei einem tatsächlichen Fehler sehr ungnädig mit dir umgehst: »So ein Fehler hätte mir nicht passieren dürfen«. Wir treffen in unserem Leben zahlreiche Entscheidungen, oft hunderte am Tag, ohne es zu merken. Daher ist es ganz klar, dass wir auch einmal ungünstige Entscheidungen treffen.

Doch kehren wir nochmal zu Frau Fischer und ihren Schuldgefühlen zurück: Sie hat objektiv nichts falsch gemacht. Wäre sie nicht in Urlaub gefahren, hätte sie sich nicht so gut erholt und auch nicht so viel Schönes mit ihrem Mann erlebt. Urlaub tut nicht nur der Seele gut, sondern ist auch sehr förderlich für ein entspanntes Nervensystem, das die Ohrgeräusche dann als viel leiser wahrnimmt. Und warum hätte Frau Fischer an diesem warmen Tag auch ein Kopftuch tragen sollen?

WAS TUN? Problematisch werden Schuldgefühle, wenn sie nicht wieder gehen wollen. Dann lohnt es sich, den automatisch ablaufenden Selbstgesprächen in deinem Kopf auf die Spur zu kommen. Sie sind der Grund dafür, dass es dir schlecht geht. Versteh mich nicht falsch – es geht nicht darum, den Menschen von jeglicher Verantwortung freizusprechen. Doch von Schuldgefühlen hat niemand etwas, sie machen dich auch nicht zu einem besseren Menschen, solange sie nicht mit einem echten Bedauern und mit einer Wiedergutmachung einhergehen. Verspürst du schnell Schuldgefühle? Oder hast du tatsächlich etwas getan, was nicht okay war? Dann bekommst du jetzt von mir »Fünf Schritte« aus der »Gewaltfreien Kommunikation« (GFK)[13] an die Hand, um mit deinen Schuldgefühlen konstruktiv und selbstbewusst umzugehen und deinen inneren Frieden zu finden. Du kannst diese fünf Schritte auch gehen, wenn du einem anderen Menschen die Schuld an deinem Tinnitus gibst.

Fünf Schritte zum Umgang mit Schuldgefühlen am Beispiel Leon

SCHRITT 1: BEOBACHTUNG (ohne zu bewerten)

Leon: Ich war auf einem Konzert und habe ungefähr zwei Meter von einem der Musiklautsprecher entfernt getanzt. Plötzlich hatte ich ein lautes Pfeifen in meinem rechten Ohr. Dieses Pfeifen besteht jetzt seit vier Monaten durchgängig.

SCHRITT 2: GEDANKEN (Wie deute ich das, was geschehen ist?)

Leon: Wie kann ich nur so blöd sein und mich so nah an die Lautsprecherbox stellen? Aber ich wollte ja unbedingt ganz nach vorne, um den Auftritt der Band besser mitzubekommen. Hätte ich das doch bloß gelassen, dann hätte ich jetzt nicht diesen nervigen Tinnitus im Ohr. Davon habe ich den anderen noch gar nicht erzählt. Bin ja selbst schuld.

SCHRITT 3: GEFÜHLE (Welche Gefühle löst das in dir aus?)

Leon: Ich bin echt wütend auf mich, aber auch fassungslos, weil ich bei Konzerten schon öfters ein Pfeifen im Ohr hatte, das dann aber wieder verschwunden ist. Gleichzeitig fühle ich mich gerade ziemlich hilflos und kraftlos.

SCHRITT 4: BEDÜRFNIS (Was brauche ich?)

Leon: Ich habe das Bedürfnis nach innerer Ruhe und Frieden. Ich möchte mich nicht mehr schämen, sondern würde gerne Verständnis bekommen. Auch möchte ich in meinem Leben wieder mehr in die innere Balance kommen, mehr Energie und Freiheit haben.

SCHRITT 5: BITTE (Was wünsche ich mir jetzt konkret?)

Leon: Meine Bitte an mich selbst: Ich möchte wieder freundlicher mit mir umgehen und mir verzeihen – ich weiß ja: »Nobody's perfect.« Ich bedaure, dass meine armen Ohren »einen mitbekommen« haben, und werde mit meinem Körper zukünftig wirklich achtsamer umgehen.

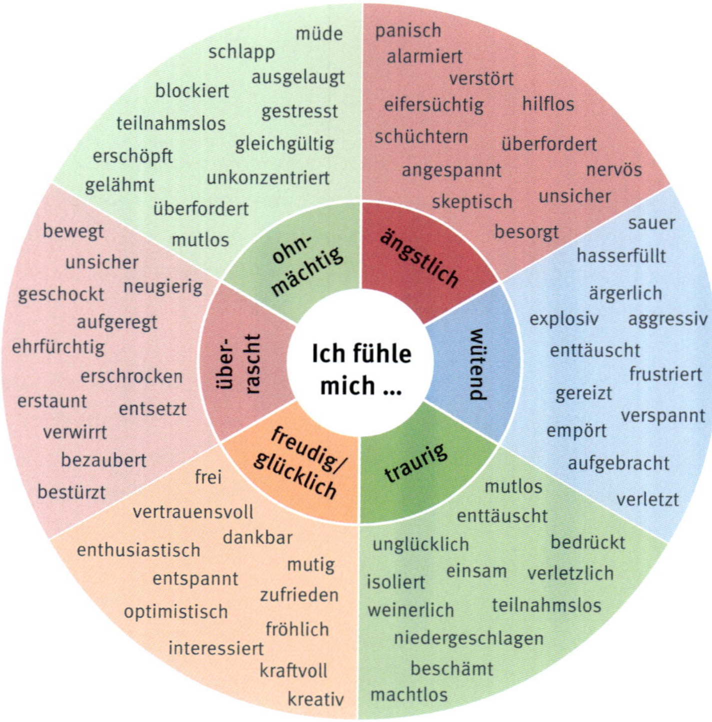

Basierend auf Robert Plutchiks »Wheel of emotions«

Das Rad der Gefühle

Für Leon ist der Schritt 3, Gefühle wahrzunehmen, generell nicht so leicht. Er fühlt sich in dieser Situation einfach nur schlecht und spürt lediglich seine Wut, die in endlosen Selbstvorwürfen immer wieder hochkocht, ihn aber nicht weiterbringt. Das »Rad der Gefühle« (oben) hilft Leon, seine anderen Emotionen (Traurigkeit, Schuld, Scham) wahrzunehmen und so alle vier Schritte dieser Übung zu durchlaufen und sich zu verzeihen. Das Rad der Gefühle hilft nicht nur, konstruktiv mit Schuldgefühlen umzugehen, sondern generell ein zufriedeneres Leben zu führen. Positive Gefühle zeigen uns an, dass bestimmte Bedürfnisse erfüllt sind, während die als negativ bezeichneten Gefühle uns auf unsere unerfüllten Bedürfnisse hinweisen. So weist uns Traurigkeit z. B. darauf hin, dass wir Trost brauchen. Darum sind auch die »negativen« Gefühle positiv – sie helfen uns zu erfassen, was wir brauchen, und damit, unseren Weg zu finden!

7 Dein Tinnitus-Fallschirm für alle Fälle

Alles ist schwer, bevor es leicht wird, hat einmal jemand gesagt. Daher gebe ich dir acht Tinnitus-Fallschirme für alle Fälle an die Hand: Mithilfe eines »Tinnitus-Fallschirms« kannst du an Tagen, an denen du dich besonders entmutigt und unsicher fühlst, die Reißleine ziehen und dich dadurch in deinem Inneren auf deine Ressourcen ausrichten, anstatt emotional ins Bodenlose zu fallen. Du kannst mit diesen Tinnitus-Fallschirmen deinen Freiraum gegenüber dem Tinnitus immer weiter ausbauen! Du entscheidest, wie es weitergeht, und nicht der Tinnitus. Damit wächst dein Gefühl der Sicherheit immer mehr.

Am besten, du suchst dir aus den acht Tinnitus-Fallschirmen den (oder die) aus, der dir am besten taugt und der dich auffängt, und kommst ins Tun. Einfach mal ausprobieren. Nur Mut, du schaffst das!

1. Fallschirm: Slow down mit allen Sinnen

Unsere Fähigkeit der Sinneswahrnehmung ist eine kostbare Ressource, wenn es uns nicht gut geht, wenn unser autonomes Nervensystem durch Disstress dysreguliert ist und wir uns außerhalb unseres persönlichen Stress-Toleranz-Fensters befinden.

Ich habe im ambulanten Bereich als Tinnitus-Therapeutin zahlreiche Achtsamkeits- und Genusstrainings angeleitet, bei denen unsere Sinneswahrnehmungen eine entscheidende Rolle spielen.

»ACHTSAMES GENUSSTRAINING« bezeichnet die Art und Weise, die Schönheit von einfachen und natürlichen Dingen mit unseren fünf Sinnen (Riechen, Schmecken, Tasten, Hören und Sehen) bewusst wahrzunehmen und zu genießen. Diese Mikromomente der Sinneswahrnehmung sind Balsam für Körper und Seele.

Sinneseindrücke wie Farben, Gerüche, Klänge oder Berührungen können nachweislich unser autonomes Nervensystem beruhigen und uns helfen, das Gefühl von Sicherheit und Geborgenheit wiederzuerlangen. Sie senken sogar den Bedarf an Psychopharmaka bei Patient*innen auf Intensivstationen und selbstverständlich haben sie auch eine essenzielle Wirkung auf unseren Tinnitus. Genussmomente holen uns in die Gegenwart. Diese ist übrigens die einzige Zeit, in der wir leben, denn Vergangenheit und Zukunft spielen sich ausschließlich in unserem Kopf ab. Erinnere dich mal: Wann hast du dir zum letzten Mal Zeit für dich selbst genommen? Wann etwas ganz bewusst genossen, wie etwa den betörenden Duft einer Linde zur Blütezeit?

Inspirationen für den Tastsinn

Die Stimulierung des Tastsinns ist der perfekte Weg, bei Kopflastigkeit deinen Körper wieder zu spüren, dich zu erden und ganz bei dir zu sein.

Genusstraining – Balsam für Körper und Seele

Kleine bewusste Auszeiten sind in all unseren Lebensbereichen möglich – denn das Angebot für sinnliche Wahrnehmung und Genießen ist in unserer Umwelt fast unbegrenzt, wenn wir wirklich präsent sind.

Beim Genusstraining gilt: Weniger ist mehr. Experimentieren gehört dazu, denn was als angenehm oder nicht angenehm empfunden wird, ist sehr individuell! Jeder Mensch hat seinen favorisierten Sinn, der eng mit seinem Wohlgefühl verknüpft ist. Wer einen besonders feinen Geschmackssinn hat, genießt wahrscheinlich ein feines, aromatisches Essen sehr, wer visuell seinen Schwerpunkt setzt, liebt möglicherweise die Kunst oder das Betrachten der Wolken am Himmel im Einklang mit der Natur.

- Kuschele dich in eine weiche Decke ein.
- Streichle deinen Hund oder deine Katze mit geschlossenen Augen und fühle das Fell.
- Geh mit bloßen Füßen durch eine vom Morgentau feuchte Wiese.
- Beziehe dein Bett neu und spüre die frische Bettwäsche auf der Haut.
- Befühle Lebensmittel wie die runde Orange, eine längliche Gurke, die haarige Kiwi oder die seidige Aubergine mit geschlossenen Augen.
- Gönne dir ein heißes Bad.
- Erforsche, wie sich dein Zuhause anfühlt: der Stoff deines Sofas oder die glatte Marmorplatte deiner Küche.

Inspirationen für den Sehsinn

Das Auge ist unser geschäftigstes Sinnesorgan. Den ganzen Tag über nehmen wir visuell Bilder und Informationen auf.

Doch wir nehmen nur selten bewusst wahr, was unmittelbar vor unserer Nase passiert. Mit unserem Sehsinn können wir uns wunderbar erden, wenn wir durcheinander und aus dem Lot sind. Diese Inspirationen helfen auch, Kraft zu tanken:

- Mach es dir morgens vor dem Fenster gemütlich oder gönne dir den Luxus einiger Minuten in deinem Garten. Beobachte die Vögel, die flinken Eichhörnchen oder die vorbeiziehenden Wolken am Himmel.
- Zünde eine Kerze an und schau einfach eine Weile in die Flamme.
- Betrachte bei einem Spaziergang in aller Seelenruhe eine Blume, ein Unkraut oder einen Baum. Du wirst sicher etwas entdecken, was dir bisher nicht aufgefallen ist oder dir gefällt.
- Betrachte deine Partnerin, deinen Partner oder dein Kind voller Wohlwollen und Neugier, so als sähest du diesen wunderbaren Menschen zum ersten Mal in deinem Leben.

Inspirationen für den Geruchssinn

Der Mensch verfügt über etwa drei Millionen Riechzellen und die Zahl der wahrnehmbaren Düfte ist durch die vielfältige Kombination der Grundduftnoten unvorstellbar hoch. Düfte werden mit Erinnerungen an bestimmte Situationen und Emotionen abgespeichert. Mich erinnert der Duft von Rosmarin an Urlaube im Süden. Mit den frischen Düften können wir in den eigenen vier Wänden im Nu entspannen, aber auch unseren Geist beleben oder einfach einen wohligen Moment erleben.

- Stelle dir angenehm duftende Blumen aufs Fensterbrett oder Kräutertöpfe in deine Küche und fahre beim Vorbeigehen mit der Hand durch die Blätter, um die Aromen freizusetzen.

- Koche mit frischen Zutaten und nimm beim Waschen und Schneiden von Kräutern und Gemüse wie Lauch, Ingwer oder Limetten die feinen Düfte ganz bewusst wahr.
- Verwende natürliche ätherische Öle als Raumduft oder schnuppere genüsslich an einer Tasse Tee aus frischen Pfefferminzblättern.
- Zünde eine Bienenwachskerze an.
- Gehe nach einem Gewitter nach draußen oder öffne ein Fenster ganz weit und genieße die Frische der reinen Luft.

Inspirationen für den Geschmackssinn

Was wir als »Geschmack« erleben, ist ein Zusammenspiel mehrerer Sinne, vor allem des Geruchs- und Geschmackssinns. Aber auch wie, wo und mit wem wir essen oder trinken, hat einen großen Einfluss auf unser Geschmackserleben. Nicht umsonst heißt es: Das Auge isst mit. Hast du eine Lieblingstasse für deinen Morgenkaffee? Nimm dir einmal die Zeit und Muße, ganz in Ruhe zu essen und wirklich jeden einzelnen Bissen zu genießen. Bewusstes Essen und Trinken ist nicht nur gesünder, sondern auch viel befriedigender als eine Mahlzeit in Eile.

- Probiere ungewöhnliche Speisen, die sonst nicht auf deinem Speiseplan stehen.
- Gönne dir einen besonders guten Käse oder eine teure dunkle Schokolade und genieße jeden einzelnen Bissen, indem du ihn etwas länger als sonst im Mund belässt. Nimm die Salzigkeit des Käses und die süße Bitterkeit der Schokolade bewusst wahr.
- Stelle dir eine Wasserkaraffe mit Limettenscheiben oder ein paar frischen Minzblättern auf den Tisch.

Inspirationen für den Gehörsinn

Sei einmal im positivsten Sinne ganz Ohr. Nichts beeinflusst unsere Stimmung stärker als Geräusche und Klänge. Eine schöne Musik kann uns glücklich stimmen und ist oft das beste Rezept gegen Traurigkeit. Musik oder wohltuende Klänge können uns beflügeln, beruhigen, berühren und haben auch Einfluss auf zahlreiche physiologische Vorgänge in unserem Körper. Hör dir Musik unterschiedlicher Stilrichtungen an und beobachte, wie sich die Musik auf deine Stimmung auswirkt.

- Lege dir deine Lieblingsplayliste auf dein Handy.
- Hänge dir ein Windspiel dort auf, wo der Wind es sanft zum Klingen bringt.
- Setze dich an einen Fluss oder womöglich an einen Strand und lausche dem Plätschern des Wassers oder der Brandung des Meeres.
- Schnapp dir eine Picknickdecke, lege dich auf eine Lichtung am Waldrand und lausche dem entspannenden Konzert der Natur.

2. Fallschirm: Von Grau zu Bunt

Anstatt dich einzuigeln und deinen düsteren Gedanken nachzuhängen, nimm dir einen Moment Zeit, setz dich aufrecht hin und schließe die Augen. Nun denke an Schwierigkeiten in deinem Leben, die dich wirklich mal sehr gebeutelt haben. Vielleicht eine Scheidung, ein Todesfall, ein großer finanzieller Verlust, eine große Enttäuschung oder eine Krankheit. Lass die Situation oder eine der Situationen jetzt in deiner Erinnerung vor deinem geistigen Auge vorbeiziehen, lächle ihr zu und nimm wahr, dass du durch sie hindurchgegangen und an ihr gewachsen bist. Mach dir bewusst, wie viele Krisen du in deinem Leben bereits durchgestanden hast! Realisiere, was dir dabei geholfen hat und wie viel Neues daraus entstanden ist: alle positiven Lebensveränderungen, erfüllende Begegnungen und Fähigkeiten – einfach alles, was du dadurch gelernt, entdeckt und bekommen hast.

GIB ALL DEM NEUEN EIN SYMBOL Such dir für jede positive Veränderung in deinem Leben ein Symbol: Du kannst als Basis Kleidungsstücke nehmen, zum Beispiel Pullover, Schuhe, eine Mütze oder einfach mehrere Tücher. Nun halte in deiner Wohnung nach einem Platz Ausschau, wo deine damals neu entwickelten Kräfte und jede positive Wandlung, die du vollzogen hast, für eine Weile zusammen einen gut sichtbaren Platz bekommen.

Nachdem du dir deine Sammlung immer wieder angeschaut hast, schließ kurz die Augen und stell dir vor, dass auch deine Tinnitus-Krise bereits der Vergangenheit angehört. Welche deiner Kräfte, Einstellungen oder Fähigkeiten haben dir in der imaginären Rückschau geholfen, den Tinnitus zu bewältigen? Dieses Ritual und der kleine Blick in die Zukunft können dir in der aktuellen Krise viel Kraft und Zuversicht geben.

3. Fallschirm: Waldbaden – raus in die Natur

Waldbaden (jap. *Shinrin Yoko*) ist in Japan bereits seit den 1980er Jahren eine anerkannte Therapieform. In zahlreichen Studien wurde die stressreduzierende Wirkung des Waldes belegt.

Bewegung in der Natur ist bei Stress und Tinnitus der einfachste Weg, zur Ruhe zu kommen. Allerdings gehen wir oft in Gedanken an die Ohrgeräusche vertieft durch den Wald und vergessen, dass die Luft, die Sonne, die Bäume, eben alles, was um uns existiert, etwas ganz Besonderes sind.

- Gehe bewusst spazieren und achte auf die vielen Details um dich herum: die Naturklänge, die satten grünen Farbtöne und den Duft der Erde. All das hat eine beruhigende Wirkung auf dein Inneres.
- Bäume sprechen übrigens miteinander und auch wir können in Kommunikation mit ihnen treten. Sie kommunizieren über ihr breites unterirdisches Wurzelgeflecht und ihre Kronen. Sie verbünden sich mit Pilzgeflechten, die den gesamten Waldboden durchziehen, und teilen mithilfe dieses Netzwerks Nähr-

stoffe und Wasser miteinander. Diese absolut gesundheitsförderliche Energie kannst du erspüren, wenn du im Wald oder auch in einem Park bewusst in Kontakt mit einem Baum gehst.

- Nimm dir Zeit, um in Ruhe seine Rinde zu befühlen. Du kannst auch deine Arme um den Baum schlingen oder dich mit deinem Rücken und Kopf an ihn lehnen. Schließ dabei die Augen und spüre die Stärke und Sicherheit des tief in der Erde verwurzelten Baums. Du kannst dir vorstellen, alles Schwere und Belastende an ihn abzugeben, und du merkst, wie dir immer leichter ums Herz wird.
- Wenn du in einem Nadelwald spazieren gehst, kannst du den Duft einatmen, den die ätherischen Öle der Nadeln verströmen. Sie wirken nachweislich stressreduzierend, angstlösend, entzündungshemmend und lindern Schlafprobleme.
- Solltest du mit deiner Aufmerksamkeit zwischendrin wieder bei deinen Ohrgeräuschen landen, bewerte dich nicht! Gerade zu Anfang ist es nicht immer einfach, fokussiert zu bleiben. Triff erneut die Entscheidung auszukundschaften, was du wahrnehmen willst. Bei vielen Menschen stellt sich nach und nach ein Gefühl des Einklangs mit der Natur ein und Körper und Seele regenerieren.

4. Fallschirm: Mal abschalten – digitaler Detox

In Kontakt bleiben, Dinge im Internet recherchieren oder mal eben Fotos verschicken: Die digitalen Möglichkeiten sind gigantisch. Doch der automatische Griff zum Smartphone und planloses Durchscrollen sind die andere Seite der Medaille. Etwa 57 Prozent der Smartphone-Nutzer schauen aus Angst, etwas zu verpassen, bis zu zweihundertmal pro Tag auf ihr Handy und reagieren auf Nachrichten prompt, so eine Studie der Ludwig-Maximilians-Universität in München [14]. Das verursacht Druck.

Die Traumatherapeutin Verena König schreibt treffend: »Für viele von uns ist das Gesichtsfeld einen Großteil des Tages auf Nahsicht und auf einen Bildschirm eingestellt. Das ist anstrengend und kommt dem fokussierten Tunnelblick der Kampfreaktion recht nahe.« [15]

Die Sehnsucht nach Stille

Vielen meiner Klient*innen wird ihre Sehnsucht nach Stille und der fehlende Kontakt zu ihrer Innenwelt schmerzlich bewusst, seitdem der Tinnitus unaufhörlich in ihr Leben schallt und es für sie keine Stille mehr zu geben scheint. Zunächst: Absolute Stille gibt es nicht! Selbst wenn man völlig allein auf einer einsamen Wiese steht oder nachts im eigenen Bett liegt und es rund herum still ist, rauscht immer noch das Blut in den Adern und der Puls schlägt. Ich stelle immer wieder fest: Diese Information ist für viele Tinnitus-Betroffene sehr tröstlich.

Auch wenn der Tinnitus nerven kann, so geht es doch bei vielen Betroffenen primär um die Sehnsucht nach innerer Ruhe, nach dem Gefühl der Zuversicht und Gelassenheit. Diese Gefühle kannst du – Tinnitus hin oder her – dennoch erleben! Eine gute Möglichkeit, dein autonomes Nervensystem zu entspannen, den Tinnitus herunterzufahren und mit offenem Blick in die reale Welt um dich herum zu schauen, ist der zeitweilige Verzicht auf digitale Medien.

Kleines Ritual: digitaler Detox

- Überlege dir zunächst, zu welchen Zeiten du deine Geräte definitiv abschalten willst. Das kann zum Beispiel ab 21.00 Uhr sein, um gut in die Nachtruhe zu kommen, oder bis nach dem Frühstück, um den Tag stressfrei zu beginnen.
- Starte deine Offline-Zeiten am besten mit einem Ritual. Vielleicht schaltest du dein Handy aus und legst es in eine Schublade.
- Generell tun »Offline-Orte« gut. Bei Tinnitus sollte dein Schlafzimmer eine Tabuzone für dein Smartphone sein, da es nachweislich den Schlaf stört.

- Zählst du zu den Tinnitus-Betroffenen, die über ihr Smartphone zum leichteren Einschlafen Entspannungsmusik, Naturklänge oder eine angeleitete Meditation hören? Dann achte bitte darauf, dass die Musik nicht per Endlosschleife läuft, denn unsere Ohren sind auch nachts, wenn wir schlafen, auf Empfang gestellt. Deaktiviere auf deinem Smartphone auch alle Push-Nachrichten. Sie versetzen dein autonomes Nervensystem dauernd in Alarmbereitschaft.
- Schalte dein Smartphone am Tag oder auch mal übers Wochenende in den Flugmodus. Eine Wanderung in der unberührten Natur, ohne ständig zu prüfen, ob du noch Empfang hast, und ohne nach dem Weg zu googeln, kann absolut erholsam sein. Schließlich gibt es ja noch die guten alten Wegweiser.
- Experimentiere mit verschiedenen digitalen Auszeitmodellen und spüre in dich hinein: Was passiert, wenn ich offline bin? Fühle ich mich einsam? Fehlt mir etwas – und wenn ja, was? Viele Klienten, die in ihrem Alltag medienfreie Zeiten praktizieren, haben mir von wiederentdeckten Hobbys, einem wesentlich höheren Wohlbefinden und nicht zuletzt von einer deutlich geringeren Tinnitus-Wahrnehmung berichtet.

5. Fallschirm: Nicht immer hat es mit dir zu tun

Manchmal tut es einfach gut und erleichtert die Situation, wenn man weiß, dass man selbst gar nichts falsch gemacht hat, wenn der Tinnitus mal einen Tag lang lauter tönt. Meinen Klienten erkläre ich es so: Atmosphärische Störungen oder ein Wetterumschwung können deinen Tinnitus beeinflussen. Andere Menschen spüren ihre Wetterfühligkeit im Knie – du in deinen sensiblen Ohren. Sei unbesorgt: Morgen ist der Tinnitus wieder leise!

6. Fallschirm: Bewusste Atmung

Ein machtvolles Werkzeug, um dein Nervensystem zu entspannen, ist unsere Atmung. Unter Stress wird unsere Atmung schneller und flacher. Manchmal halten wir auch die Luft an.

Es gibt zahlreiche Atemtechniken. Ich lade meine Klienten öfter ein, ihr Atmen einfach mal nur zu beobachten und wahrzunehmen, wie die Atmung fließt, ohne sie verändern zu wollen. Das kannst du auch jederzeit zu Hause tun, wenn dein Tinnitus dir laut vorkommt. Ich selbst praktiziere sehr gerne die beruhigende Bauchatmung. Sie hilft bei flacher, schneller Brustatmung, dein Nervensystem zu regulieren, und schenkt deinem Körper ein Gefühl von Sicherheit.

BERUHIGENDE BAUCHATMUNG

- Nimm im Sitzen oder im Liegen eine Haltung ein, in der du dich bequem einige Minuten lang entspannen kannst.
- Lege eine oder beide Hände auf deinen Bauch. Atme langsam und tief durch deinen leicht geöffneten Mund (oder, wenn dir das lieber ist, durch deine Nase) ein. Spüre, wie die Luft deine Bauchdecke wölbt. Bei der Atmung durch den leicht geöffneten Mund kann sich dein Kiefergelenk mit entspannen.
- Atme durch deinen leicht geöffneten Mund oder durch deine Nase langsam wieder aus und spüre, wie sich deine Bauchdecke dabei senkt.
- Atme nach diesem Muster einige Atemzüge lang ein und aus.
- Spüre nach, ob sich an deinem Gefühl von Stress und Anspannung etwas verändert hat.

Glück im Unglück finden

Kennst du den uralten Kultfilm »Alexis Sorbas«? Die vielfach oscarprämierte Verfilmung des weltberühmten und in Teilen autobiographischen Romans von Nikos Katzantzakis war für mich in meiner Tinnitus-Krise ein leuchtendes Beispiel für geglückte Transformation. Die Szene des spektakulären Zusammenbruchs des Bergbau-Projekts und damit aller gehegten Hoffnungen ist legendär. Sorbas tanzt Sirtaki am Strand von Kreta und ruft seinem nun völlig ruinierten Chef zu: »Hey, Boss, hast du jemals etwas so wunderschön zusammenbrechen sehen?«

Das hat Größe. Der Film ist einer der erfolgreichsten der Kinogeschichte. Lock »deinen Sorbas« in dir hervor: Was könnte er deinen Ohrgeräuschen oder dir selbst zurufen?

7. Fallschirm: Lachen setzt heilsame Kräfte frei

Wann hast du zum letzten Mal aus vollem Halse gelacht, so dass dir vielleicht sogar Tränen über die Wangen gelaufen sind? Kinder lachen bis zu vierhundertmal am Tag. Erwachsene haben durchschnittlich nur noch zwanzigmal am Tag etwas zu lachen. Lachen ist die beste Medizin – es löst Muskelspannungen, senkt den Blutdruck, vertieft die Atmung und verbessert die Lungenqualität. Eine ganze Reihe von Gelotologie-Studien (von griechisch *gelos* = Lachen) belegen, dass Humor – bzw. unsere körpereigenen Glückshormone – die Ausschüttung von Stresshormonen hemmt.

LACHEN HILFT IMMER Humor und liebevolle Selbstironie hilft selbst in Krisenmomenten und ist ein wunderbares Ventil für unsere Gefühle. Darum lachen wir auch manchmal unmotiviert in völlig unpassenden Momenten. Versuche deine Ohrgeräusche einmal drei Minuten lang aus einer humorvollen oder selbstironischen Haltung heraus zu betrachten. Einige meiner Klient*innen z. B. sprechen von ihrem »Gratiskonzert im Ohr«: Humor hilft, den Tinnitus auf Abstand zu bringen, und hat etwas sehr Versöhnliches.

8. Fallschirm: Warum Dankbarkeit glücklich macht

Fangen wir mal ganz anders an, nämlich mit meiner Mutter, die oft und gerne sagte: »Da müssen wir Tante Frieda aber wirklich dankbar sein«, und das, obwohl sie Tante Frieda nicht mal wirklich gut leiden konnte. Welche Gunst mir von Tante Frieda in Form von Geschenken auch immer zuteilwurde, ihr dankbar sein zu müssen, löste stets größtes Unbehagen in mir aus. Angesichts zweier erwartungsvoll auf mich gerichteter Augenpaare blieben mir die Worte im Hals stecken. Das Ganze endete regelmäßig damit, dass mich Tante Frieda, ob ich nun wollte oder nicht, kurz und beherzt an ihren großen Busen drückte, und dann war ich entlassen. Schließlich wollten die Erwachsenen endlich zum gemütlichen Kaffeetrinken übergehen.

Dankbarkeit sollte keine Pflicht sein

Viele meiner Klient*innen haben ähnlich missliche Erfahrungen mit Dankbarkeit gemacht und große Schwierigkeiten damit. Als ich einer meiner Klientinnen gegenüber auf Dankbarkeit zu sprechen kam, echauffierte sie sich und antwortete mir: »Soll ich für den Tinnitus jetzt auch noch dankbar sein?« Meine Klientin mochte als Kind die Steckrübensuppe ihrer Mutter nicht und bekam stets zu hören: »Iss und sei dankbar.« Dankbarkeit sollte niemals eine Pflicht sein!

Dankbarkeit ist ein Kind der Freiheit, so wie die Liebe auch. Fühlen wir uns geliebt, fühlen wir uns frei. Empfinden wir echte Dankbarkeit, erkennen wir, was gut in unserem Leben ist und was uns zufrieden

Dankbarkeitsübung für den Alltag

Wie oft im Leben stehen wir an einer roten Ampel, hängen in der Warteschleife am Telefon oder stehen im Supermarkt an der Kasse. Die meisten von uns konzentrieren sich dann darauf, dass sie warten müssen, und sind angespannt, weil es nicht weitergeht.

Wie wäre es, wenn du dir ab heute ein simples Ritual zu eigen machtest und in dieser Zeit danach Ausschau hieltest, was in deinem Leben heute oder in dieser Woche schon gut gelaufen ist? Das können ganz kleine Dinge sein: die Sonnenstrahlen auf deiner Fensterbank, ein tiefer Augenkontakt mit einem Fremden, ein anregendes Gespräch oder ein Moment der Stille. Indem du deine Wahrnehmung bewusst auf das verschiebst, was du positiv erlebt hast, kannst du Optimismus, Dankbarkeit und Vitalität in dir wachrufen. Denn ganz nebenbei aktivierst du mit diesem Ritual deinen Parasympathikus und erzielst dadurch auch eine positive Wirkung auf deine Ohrgeräusche.

macht, anstatt nur auf das zu schauen, was anders sein könnte oder uns (vermeintlich) fehlt.

Wir können uns gewünschte Ereignisse auch so umfassend vorstellen, als seien sie bereits Realität in unserem Leben. Danke sagen für etwas, bevor wir über unsere Sinne den physischen Beweis dafür wahrnehmen können, setzt Vertrauen voraus und stellt unsere uralt verzahnten neuronalen Verknüpfungen auf den Kopf. Wenn wir das Gefühl haben, das Gewünschte sei bereits Teil unserer Realität, dann ziehen wir es entsprechend dem Grundprinzip der Quantenphysik von Ursache und Wirkung in unser Leben.

Um die Geschenke des Lebens wahrzunehmen, kannst du selbstverständlich auch die nachfolgende, handfeste Dankbarkeitsübung praktizieren.

Wofür ich persönlich Dankbarkeit empfinde

Ich bin für sehr vieles in meinem Leben dankbar. Mein tiefster Dank gilt allerdings den Menschen, die mich auf meinem Lebensweg begleiten, fördern, inspirieren, herausfordern, die mich lieben, an mich glauben, meinen Humor teilen, mir bei den Auf und Abs zur Seite stehen und so mein Leben bereichern.

Tiefe Dankbarkeit empfinde ich gegenüber meinen lieben Eltern, die viel mit mir gelacht haben. Sie haben meine beruflichen Visionen stets vorbehaltlos bestärkt und sich bis ins hohe Alter hinein dafür interessiert, wie es mir geht. Auf ihre ureigene Art haben beide auch zum Gelingen dieses Buches beigetragen. Mein Vater ließ öfter humorvoll verlauten: »Nun mach mal hin, wenn ich das noch erleben soll.« Während meine Mutter immer dann, wenn ich eine Schreibblockade hatte, sagte: »Annette, denk daran, du musst das Buch nicht schreiben.« Wie von Zauberhand kehrten dann die Lust und Freude am Schreiben zurück.

Meine Eltern sind leider im letzten Jahr kurz nacheinander verstorben und haben die Vollendung des Buches nicht mehr erlebt. Aber ich bin mir völlig sicher, sie freuen sich in der Anderswelt darüber, dass es nun zu den Menschen kommt, die es gut gebrauchen können.

Dankbarkeit kann uns glücklich machen, bisweilen aber auch schmerzlich im Herzen berühren. Doch ist nicht auch genau das ein Zeichen dafür, wie reich wir beschenkt wurden?

Von ganzem Herzen Dank

Dieses Buch ist ein Herzensanliegen von mir und ich bin voller Freude darüber, dass es nun existiert. So viele Menschen waren direkt und indirekt am Entstehungsprozess beteiligt.

Von Herzen Dank dir, liebe Gisela. Mit dem »Adlerauge« der Chefsekretärin vom alten Schlag hast du mein Manuskript Korrektur gelesen und selbst bei der x-ten Version einzelner Kapitel nicht einmal mit der Wimper gezuckt. Dir verdanken die Leser*innen, dass alle Fachbegriffe erläutert sind – denn, wann immer sich ein Fachwörtchen eingeschlichen hatte, erhielt ich es, von dir rot unterringelt und mit einem fetten Fragezeichen versehen, prompt zurück. Auch für deine ruhige und besonnene Art danke ich dir von Herzen. Ganz gleich, ob ich gerade himmelhochjauchzend oder zu Tode betrübt war, du hast an mich geglaubt und mir mit deinen aufrichtigen Rückmeldungen letztendlich immer den Rücken gestärkt. Auch im Prozess des Abschieds von meinen geliebten Eltern standest du wie ein Fels in der Brandung als verlässliche und einfühlsame Freundin zusammen mit deiner aufmerksamen Hündin Lucy an meiner Seite. Danke!

Ein großes Dankeschön Ihnen, Herr Dr. Biesinger für Ihr wertschätzendes Vorwort und Ihre herzliche Unterstützung. Ihrem hohen Engagement in der Tinnitus-Forschung und Ihren zahlreichen Einsätzen im Namen Ihres Hilfsvereins »Eagle« in Myanmar in Asien zolle ich die allergrößte Hochachtung.

Ich danke auch all meinen Klientinnen und Klienten, die ich in mehr als 20 Jahren Praxistätigkeit begleiten durfte. All diese wunderbaren Menschen haben mich mit ihrer Persönlichkeit und ihrer Lebensgeschichte, ihren Themen sowie ihren Tinnitus-Bewältigungsprozessen tief im Herzen berührt. Vielen Dank für das große Vertrauen, durch das ich an einer solchen Vielzahl von heilsamen und individuellen Wachstumsprozessen teilhaben durfte. Diese Erfahrungen haben dem Buch die hohe Anschaulichkeit, die Lebendigkeit und Tiefe verliehen. Alle Geschichten sind wahr. Zum Schutz der Klienten habe ich jedoch behutsam Veränderungen bei ihren Lebensumständen und ihren Persönlichkeiten vorgenommen.

Lieber Helmut, danke für deine hohe Meinung von mir. Als ich dir von meinem Vorhaben, ein Buch über Tinnitus zu schreiben, erzählte, hieltest du es sofort für eine großartige Idee. Mit deinen umfassenden Computerkenntnissen hast du mir das Handwerk erleichtert. Danke auch dafür. Das Gleiche gilt auch für meine liebe Freundin Judith.

Ein großes Dankeschön an das Team des Trias Verlages, hier im Besonderen an Uta Spieldiener, die die Entstehung dieses Buches seitens des Verlags begleitet hat. Annette Barth danke ich für ihr achtsames Lektorat.

Du, liebe Karin hast mein Manuskript sogar mit in deinen Urlaub genommen, um es in aller Ruhe deinem scharfen medizinischen Blick zu unterziehen. Danke dafür.

Dir, liebe Leserin, lieber Leser, ein herzliches Dankeschön für dein Vertrauen und dafür, dass du dich deinem Tinnitus zugewandt hast. Falls ich dein Innerstes berühren durfte, wäre mir das eine große Freude. Manchmal hilft fundiertes Wissen, manchmal hilft es, in seine Gefühlswelt hineinzuhorchen, und manchmal hilft das Gefühl, nicht allein zu sein.

Wenn du Lust hast, mit mir Verbindung aufzunehmen – ich freue mich über deine Rückmeldungen! Ganz hinten im Buch (Seite 134) findest du meine Homepage sowie weitere Informationen, wo du als Tinnitus-Betroffene*r Unterstützung finden kannst. Für Anfragen und Anregungen kannst du gerne mit mir Kontakt aufnehmen.

Solltest du allerdings nach längerer Zeit immer noch das Gefühl haben, allein nicht weiterzukommen, zögere bitte nicht, dir professionelle, therapeutische Hilfe zu holen.

Quellenangaben

1 Von Prof. Dr. Gerhard Hesse, Tinnitus-Forum 1–2023 (Zeitschrift der Deutschen Tinnitus-Liga e.V., Wuppertal), Wissenschaft S. 30

2 Professor Dr. Gerhard Hesse im Interview mit Elke Wolf, in: www.pharmazeutische-zeitung.de/abschalten-und-mal-nicht-ganz-ohr-sein-115741, 21.02.2020, S. 2

3 Deutsche Gesellschaft für Hals-Nasen-Ohren-Heilkunde, Kopf- und Hals-Chirurgie e. V: S3 Leitlinie Chronischer Tinnitus, AWMF-Register-Nr. 017/064. 2021, in: register.awmf.org/assets/guidelines/017–064l_S3_Chronischer_Tinnitus_2021–09_1.pdf, S. 43f., 4.1.6.4. Ginkgo biloba

4 Bei Otosklerose handelt es sich um eine schleichende Verknöcherung und Versteifung der Gehörknöchelchenkette im Mittelohr, zumeist im Bereich des Steigbügels (Stapes). In der Folge können die Schallwellen nicht mehr an die Hörschnecke im Innenohr weitergeleitet werden, es entwickelt sich zumeist schleichend eine Schallleitungsschwerhörigkeit.

5 Die Stapedektomie (Steigbügelplastik) ist ein Operationsverfahren, bei dem der zumeist infolge einer Otosklerose erstarrte Steigbügel (das kleinste Gehörknöchelchen des Mittelohrs) operativ entfernt und durch eine Stapesplastik ersetzt wird.

6 Irvin D. Yalom: *Und Nietzsche weinte*, aus dem Amerikanischen von Uda Strätling, Ernst Kabel Verlag, Hamburg 1994, S. 146

7 Vergl. www.thieme.de/de/gesundheit/tinnitus-stress-45110.htm

8 Vergl. Prof. Dr. Gerald Hüther in einem Interview vom 27.11.2022, »Angst oder Vertrauen«, in: www.youtube.com/watch?v=EJIKOB0X6xQ, Min. 16:53

9 Vergl. Dr. med. Jennifer Spiegel und Dr. med. Bernhard Weiß (LMU Klinikum München): Konsultation von »Dr. Google« bei Hörsturz und Tinnitus?, in: Tinnitus-Forum 4–2022 (Zeitschrift der Deutschen Tinnitus-Liga e. V., Wuppertal), S. 25–26

10 Stefanie Stahl, *Das Kind in dir muss Heimat finden. Der Schlüssel zur Lösung (fast) aller Probleme*, Kailash Verlag, München 2015

11 Vergl. Stefanie Stahl, *Das Kind in dir muss Heimat finden*, S. 27

12 Siehe Anm. 2
13 Die fünf Schritte sind eine Weiterentwicklung von Serena Rust aus den vier Schritten der GFK nach Dr. Marshall B. Rosenberg. In: Serena Rust: *Giraffentango, Selbstbewusste Kommunikation in der Partnerschaft*, KOHA Verlag, Dorfen 2011, S. 58
14 Dr. Johannes Wimmer: Tipps für eine kleine Smartphone-Pause, in: Beatrice Hamberger: Allzeit bereit oder Digital Detox? Unter: www.tk.de/techniker/magazin/digitale-gesundheit/rund-ums-smartphone/digital-detox-tipps-2055434
15 Verena König: *Bin ich traumatisiert? Wie wir die immer gleichen Problemschleifen verlassen*, München 2022, S. 231

(Alle Websites wurden am 29.05.2024 aufgerufen.)

Sachverzeichnis

U

V

W

Y

Z

Empfehlungen von Annette Nowak

Auf meiner Homepage findest du u.a. Informationen, wo du als Tinnitus-Betroffene*r Unterstützung finden kannst. Für Anfragen und Anregungen kannst du gerne mit mir Kontakt aufnehmen:

www.annette-nowak.de
info@annette-nowak.de

Weitere Informationen und Unterstützung erhältst du bei folgenden Organisationen:

Deutsche Tinnitus-Liga e.V (DTL)

Deutschlandweite unabhängige gemeinnützige Selbsthilfeorganisation. Sie vertritt die Interessen der Patienten mit Tinnitus, Hörsturz, Hyperakusis, Morbus Menière und sonstigen Hörbeeinträchtigungen sowie ihrer Angehörigen. Die DTL gibt eine sehr informative Zeitschrift heraus, hält Adressen von Selbsthilfegruppen in ganz Deutschland bereit sowie Tipps für eine mögliche Klinikwahl und einen Klinikwegweiser für die Behandlung von dekompensiertem Tinnitus, Hörsturz und Morbus Menière.

www.tinnitus-liga.de
dtl.@tinnitus-liga.de

Österreichische Tinnitus-Liga (ÖTL)

Österreichweit unabhängige, gemeinnützige Selbsthilfeorganisation für Tinnitus-Betroffene

www.oetl.at
info@oetl.at

Schweizerische Tinnitus-Liga (STL)

Schweizweite unabhängige, gemeinnützige Selbsthilfeorganisation für Tinnitus-Betroffene

www.tinnitus-liga.ch
info@-tinnitus-liga.ch

Die Hear the World Foundation

ist eine gemeinnützige Stiftung und setzt sich für Chancengleichheit und bessere Lebensqualität von Menschen mit Hörverlust ein.

www.hear-the-world.com

Ausgewählte Literatur

BAER Udo, FRICK-BAER, Gabriele: *Das ABC der Gefühle*, Beltz, Weinheim 2008

BARTING, Peter: *Das Innere Kind in der Paarbeziehung*, Herder Verlag, Freiburg 2016

CSIKSZENTMIHALYI, Mihaly: *Flow. Das Geheimnis des Glücks*, Klett-Cotta Verlag, Stuttgart 1999

DEB, Dana: *Die Polyvagal-Theorie in der Therapie. Den Rhythmus der Regulation nutzen*, aus dem amerikanischen Englisch von T. Kierdorf und H. Höhr, Verlag G.P. Probst, Lichtenau 2018

HESSE, Gerhard, NELTING, Manfred, SCHAAF, Helmut (Hg.): *Tinnitus. Leiden und Chance*, Profil Verlag, München 1997

KÖNIG, Verena: *Bin ich traumatisiert? Wie wir die immer gleichen Problemschleifen verlassen*, Gräfe & Unzer, München 2022

LÖHMER, Cornelia, STADTHARDT, Rüdiger: *Timeout statt Burnout. Einübung in die Lebenskunst der Achtsamkeit*, Klett-Cotta Verlag, Stuttgart 2012

PORGES, Stephen, DEB, Dana: *Klinische Anwendung der Polyvagal-Theorie. Ein neues Verständnis des Autonomen Nervensystems und seiner Anwendung in der therapeutischen Praxis*, Verlag G.P. Probst, Lichtenau 2019

ROSENBERG, B. Marshall: *Gewaltfreie Kommunikation. Eine Sprache des Lebens*, Junfermann Verlag, Paderborn 2001

RUST, Serena: *Giraffentango, Selbstbewusste Kommunikation in der Partnerschaft*, KOHA Verlag, Dorfen 2011

SCHRENKER, Leonhard: *Pesso-Therapie: Das Wissen zur Heilung liegt in uns*, Klett-Cotta Verlag, Stuttgart 2008

STAHL, Stefanie: *Das Kind in dir muss Heimat finden. Der Schlüssel zur Lösung (fast) aller Probleme*, Kailash Verlag, München 2015

WIEST, Brianna: *101 Essays, die dein Leben verändern werden*, Piper Verlag, München 2022

Bibliografische Information der Deutschen Nationalbibliothek
Die Deutsche Nationalbibliothek verzeichnet diese Publikation in der Deutschen Nationalbibliografie; detaillierte bibliografische Daten sind im Internet über http://dnb.d-nb.de abrufbar.

Programmplanung: Uta Spieldiener
Projektmanagement: Manuela Hunfeld
Redaktion: Annette Barth
Bildredaktion: Marie Crämer
Umschlaggestaltung: © Thieme
Layout: CYCLUS · Visuelle Kommunikation, Stuttgart

Bildnachweis:
Covermotiv und Bild S. 3: © Salome/stock.adobe.com
Autorinnenfoto: © privat
Zeichnungen: Christine Lackner, Ittlingen
Die abgebildeten Personen haben in keiner Weise etwas mit der Krankheit zu tun.

1. Auflage 2025

TRIAS Verlag in Georg Thieme Verlag KG
Rüdigerstraße 14, 70469 Stuttgart

Satz: Fotosatz Buck, Kumhausen
Druck: AZ Druck und Datentechnik GmbH, Kempten

Gedruckt auf chlorfrei gebleichtem Papier
Printed in Germany

ISBN 978-3-432-11937-3
eISBN (ePub) 978-3-432-11938-0

1 2 3 4 5 6

MIX
Papier | Fördert gute Waldnutzung
FSC® C008457

Unsere Umwelt ist uns wichtig!
Papier aus nachhaltigen und kontrollierten Quellen
Druck in Deutschland mit kurzen Lieferwegen
Druckereien mit hohen Ansprüchen an Ökologie

TRIAS, einer der führenden Ratgeberverlage im Bereich Gesundheit, gehört zur Thieme Gruppe, marktführender Anbieter medizinischer Fachinformationen und Services. Anspruch der Thieme Gruppe ist es, den im Gesundheitswesen tätigen Berufsgruppen sowie allen an Gesundheit Interessierten genau die Informationen und Angebote bereitzustellen, die sie in einer bestimmten Arbeitssituation oder Lebensphase benötigen. Durch die hohe Qualität und zielgruppenspezifische Relevanz der angebotenen Leistungen bereitet Thieme den Weg für eine bessere Medizin und mehr Gesundheit im Leben.

Thieme